AF281753

"Wenn eine Idee am Anfang nicht absurd klingt, dann gibt es keine Hoffnung für sie."

Albert Einstein

Wege zur Selbstheilung – Ein Meer voller Möglichkeiten

Kathrin Köster

Adrian Kreppel

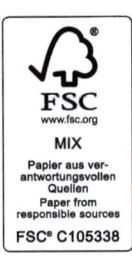

Bibliografische Information der Deutschen Nationalbibliothek: Die Deutsche Nationalbibliothek verzeichnet diese Publikation in der Deutschen Nationalbibliografie; detaillierte bibliografische Daten sind im Internet über dnb.dnb.de abrufbar.

Illustrationen, Satz, Cover:
Natalie Rodriguez

Lektorat, Korrektorat:
Adrian Kreppel, Natalie Rodriguez

Herstellung und Verlag:
BoD – Books on Demand, Norderstedt

ISBN: 9-783-7578-0241-7

Dieses Buch ist all jenen gewidmet, die den Mut haben, die Verantwortung für ihre Gesundheit selbst zu übernehmen.

Inhaltsverzeichnis

Wege zur Selbstheilung

Wer fühlt sich heutzutage nicht gestresst? Wer hastet nicht durch sein Leben und fühlt sich dabei zunehmend 'gelebt' und ausgelaugt anstatt energiegeladen durchs Leben zu gehen? Dieser andauernde Druck führt bei fast allen von uns früher oder später zu gesundheitlichen Problemen, nicht selten zu schweren Krankheiten.

Entweder, man richtet sich in diesem Leben ein und lebt mit und für seine Krankheiten, oder: Man beschließt, aus diesem Kreislauf auszubrechen und in sich neue Fähigkeiten zu entdecken.
Dann entscheidet man sich für einen Heilungsprozess, an dessen Ende eine Person steht, deren gestalterische Kraft von keiner Krankheit geschwächt wird und deren gesamte Energie verfügbar ist, um alle Potenziale, die in ihr stecken, Wirklichkeit werden zu lassen. Utopie? Nein!

Ein vollständiges Umdenken und neues Begreifen dessen, was uns ausmacht und wozu wir als Menschen fähig sind, ist jedoch die Voraussetzung dafür, die Kunst der Selbstheilung zu erlernen. Dazu möchten wir in kompakter Form und einer bisweilen ungewöhnlichen, informationsverarbeitenden Sichtweise beitragen.

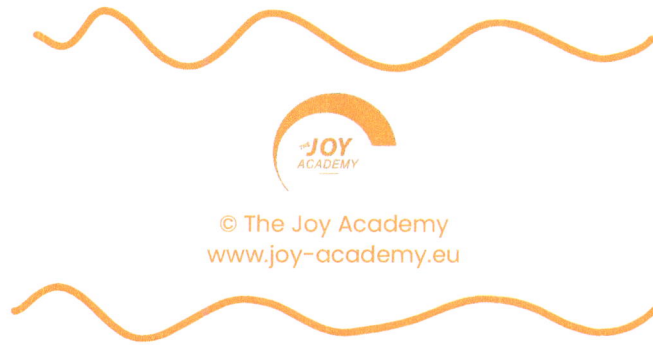

1. Was bedeutet Krankheit und wie erlangt man Gesundheit?

Krankheiten, die sich in unserem Körper zeigen, haben in den meisten Fällen eine tiefere Bedeutung. Der Körper benutzt die Krankheit, um uns etwas zu sagen, aber was? Und warum greift er zu diesen oft sehr drastischen Maßnahmen?

Wenn wir genau hinsehen, hat unser Körper schon seit längerer Zeit auf verschiedene andere Arten versucht, auf sich aufmerksam zu machen, doch wir wollten nicht hinhören. In unserer Gesellschaft hat der Körper zu funktionieren wie eine Maschine. Tut er es nicht, ist dies in erster Linie ärgerlich. Schließlich hat man jede Menge wichtigerer Dinge zu tun. Kaum jemand macht sich jedoch Gedanken darüber, was diese Botschaften von unserem Körper zu bedeuten haben. Die kleineren Probleme werden ignoriert in der Annahme, dass sie von alleine wieder verschwinden werden. Und häufig tun sie das auch. Aber nur, um wenig später ein noch deutlicheres Signal zu senden. Erst wenn die Probleme so groß werden, dass wir unseren Aufgaben nicht mehr nachkommen können, werden wir aktiv.

Und was tun wir dann? Wir gehen zu Experten, die unsere Krankheit diagnostizieren und uns im besten Fall ein Medikament verschreiben, das wir einnehmen, oder uns ins Krankenhaus zu einer Operation einweisen. Die sich im Laufe der Zeit akkumulierenden Nebenwirkungen der eingenommenen Medikamente oder die nach Operationen auftretenden Probleme werden als unumgänglich hingenommen, häufig werden sie auch einfach ignoriert oder man tut es als allgemeine, mit dem Altern in Verbindung stehende Verschlechterung der allgemeinen Gesundheit ab. Wir sind nämlich nicht nur der Meinung, dass unser Körper mit der Zeit wie alternde Maschinen Verschleißerscheinungen aufweist, sondern antizipieren diese häufig sogar.

Unser Gang zu den Experten bedeutet aber auch, dass wir die Verantwortung für unseren Körper, dem wir sowieso längst entfremdet sind, abgeben. Der Zustand „krank" ist unbequem und nicht gewollt. Wir möchten ihn einfach und unkompliziert loswerden, ohne uns mehr als notwendig mit unserem Körper auseinandersetzen zu müssen. Die Werte unserer Zeit gelten auch hier: Schnelligkeit und Bequemlichkeit, was den Unwillen zu Änderungen, beispielsweise hinsichtlich der Ernährung oder der Bewegungsgewohnheiten, einschließt. Nur nicht aus dem Trott, in dem sich die meisten von uns befinden, herausgerissen werden.

Der Ansatz der klassischen Schulmedizin, der auf die Behandlung von Symptomen, nicht aber die meist viel aufwändigere Suche nach den Ursachen ausgerichtet ist, unterstützt diese Einstellung. Wir erwarten, dass durch die Zufuhr von Substanzen oder durch Eingriffe von außen die Krankheit „verschwindet". Hier gilt es zu bedenken, dass wir in den meisten Fällen nur meinen, dass es uns nach der Einnahme von Medikamenten besser gehe, beispielsweise wenn mit der Erkrankung einhergehende Schmerzen nicht mehr spürbar sind. Wir halten uns für gesund, wenn keine offensichtlichen Krankheitssymptome mehr erkennbar sind und sind oft zunächst nicht bereit, das Heilen als länger währenden Prozess zu begreifen und die dafür nötige Zeit, Mühe und Geduld aufzubringen.

Wenn wir allerdings von den Unzulänglichkeiten unseres Körpers nicht belästigt werden und nur schnell wieder „funktionieren" wollen, werden wir auch weiterhin krank bleiben. Und unser Körper wird immer wieder eine Möglichkeit finden, um auf sich aufmerksam zu machen. Erst wenn wir ihm die notwendige Aufmerksamkeit schenken, können wir erkennen, was uns unser Körper mitteilen möchte. In den meisten Fällen möchte er uns sagen, dass er nicht im Gleichgewicht ist, weil das gesamte Wesen, das *Ich,* nicht im Gleichgewicht ist. Die körperlichen Leiden reflektieren fast immer die Unausgeglichenheit des Menschen. Und damit ist auch klar, warum ein Gang zum Experten mit dem Wunsch, so schnell wie möglich wieder in gewohnter Weise zu funktionieren, keinen dauerhaften Erfolg haben kann.

Die klassische Schulmedizin interessiert sich wenig für die Ursachen der Ungleichgewichte, die sich durch eine Krankheit ausdrücken. Ein solcherart umfassender Heilansatz ist ihr fremd. Alleine deshalb sollte jeder, der krank ist, alternativen Heilmethoden den Vorzug geben. Insbesondere dann, wenn keine akute Gefahr für das Leben besteht.

Krankheit - ein akzeptiertes Massenphänomen

Die Abgabe von Verantwortung für den eigenen Körper an andere fängt häufig schon vor dem Auftreten einer Krankheit an und hat mit der weit verbreiteten Grundeinstellung zu tun, wonach der Zustand „gesund" zwar als etwas Erstrebenswertes angesehen wird, dieser Zustand aber nicht jedem gegeben ist. Die zahlreichen Diskussionen um unsere genetischen Prägungen scheinen diese Einstellung zu bestätigen.
Wie heißt es außerdem so schön:
Gesundheit kann man sich nicht kaufen. Wir könnten uns also nun ganz bequem zurücklehnen und feststellen, dass wir für den Gesundheitszustand unseres Körpers keine Verantwortung tragen, da dieser Zustand entweder da ist oder eben nicht.

Wer so denkt, liegt glücklicherweise falsch. Die gute Nachricht ist:
Krankheit und Gesundheit liegen in unserer Hand. Natürlich gibt es genetische Prägungen, natürlich gibt es körperliche Verletzungen und ansteckende Krankheiten, und natürlich braucht der Körper manches Unwohlsein, um sich selbst zu reinigen. Das bedeutet aber in erster Linie nur, dass jeder Körper seine ganz speziellen Möglichkeiten, also einen ganz individuellen Mix aus Krankheitssymptomen hat, um uns mit dieser Sprache auf ein Ungleichgewicht aufmerksam zu machen. Dennoch sind wir selbst die Meister unseres Gesundheitszustandes, den wir im Idealfall sogar ohne äußere Hilfe herstellen können; das nennen wir dann Selbstheilung.

Betrachtet man Gesundheit als den Zustand des Gleichgewichts, dann wird deutlich, dass es sich hierbei um einen kontinuierlichen Prozess handelt, der ständige Aufmerksamkeit und ein aktives Bewusstsein erfordert.

Läuft einmal etwas unrund, so ist klar, dass man es wieder ausbalancieren muss. Und in unserer Gesellschaft mangelt es sicherlich nicht an Dingen, die uns aus dem Gleichgewicht zu bringen versuchen. Beruflicher und privater Stress, Ärger mit der Familie oder das Gefühl, dass einem andere die Energie stehlen, sind dabei nur die offensichtlichsten Störquellen. Unsere Welt ist aber voll mit einer Unmenge von viel subtileren Möglichkeiten, die uns immer wieder unbemerkt ein wenig aus dem Gleichgewicht bringen: Hier ein Werbeplakat, auf dem einem vermittelt wird, dass man es im Leben nur dann geschafft hat, wenn man sich ein bestimmtes Auto kauft, dort die Mitteilung, dass irgendein Politiker ihm nicht zustehende Vergünstigungen angenommen hat. Hier ein ständig bellender Hund in der Nachbarschaft, dort eine Diskussion mit dem Partner, wer für die Gartenarbeit zuständig ist.

Selbstheilung

Das Wort „Heilung" kann auf das griechische „holos" (ganz, vollständig, unversehrt) zurückgeführt werden. Heilung steht also für den gesamten Weg eines Menschen, sich in all seinen Aspekten, in all seiner Vielschichtigkeit, ins Gleichgewicht zu bringen. Erst in diesem Zustand kann er seine gesamten Potenziale entfalten. Letztendlich ist Heilung alles, was wir tun, um uns selbst weiterzuentwickeln und zu 'vervollständigen'. Heilung ist ein ganzheitliches, also holistisches Phänomen.

Die Selbstheilung geht weit über das Behandeln unseres physischen Körpers hinaus, wie wir in den folgenden Kapiteln darstellen. Während die klassische Medizin überwiegend zufrieden ist, wenn die Symptome beseitigt sind, ist der Fokus der Selbstheilung auf das gerichtet, was uns der Körper mitteilen möchte, nämlich, in welchem Bereich unseres gesamten Wesens wir aus dem Gleichgewicht geraten sind. Denn dieses Ungleichgewicht ist die Ursache dafür, dass unser Körper ebenfalls nicht mehr im Gleichgewicht ist. Erst wenn wir nicht nur körperlich gesund sind sondern danach streben, *heil* zu sein, können wir uns entfalten und selbstermächtigt die Potenziale realisieren, die in uns stecken.

Heil sein ist unser Urzustand, den es wieder zu erlangen gilt. Wir können das erreichen – jeder von uns! Aber: Es geschieht nur in den seltensten Fällen über Nacht. Meistens ist Heilung ein längerer Prozess, im Laufe dessen sich unter Umständen unser gesamtes Leben völlig verändert. Fast immer werden alte Glaubenssätze über Bord geworfen und wir beginnen, die Welt und uns selbst mit anderen Augen zu sehen und tasten uns auf diese Art langsam immer näher zu uns selbst heran.

Den Weg solch eines Heilungsprozesses zu beschreiten bedeutet, dass wir uns mehr und mehr selbst vertrauen lernen und bewusst die überkommenen Denkweisen und die bisher nie infrage gestellten Systeme der anderen hinter uns lassen. Und natürlich ist der Weg der Heilung kein gerader Weg. Es wird immer wieder Rückschläge geben. Ganz besonders das Selbstvertrauen in unsere eigenen Fähigkeiten, deren Entwicklung in der Regel eine geraume Zeit benötigt, verlässt uns häufiger während des Heilungsprozesses. Zweifel keimen auf und wir fragen uns, ob dieser Weg zur Selbstheilung nicht doch nur eine aus dem Wunsch geborene Einbildung ist und wir uns selbst völlig überschätzen.

Bedenkt man, dass wir jahrzehntelang vom Wissen der westlichen Schulmedizin geprägt wurden, sollte es uns aber nicht verwundern, dass wir ab und an „rückfällig" werden. Hier hilft eine gewisse Hartnäckigkeit, mit der wir uns selbst weiter entwickeln und zu unserem eigenen Heiler, unserer eigenen Heilerin ausbilden.

Für Viele erweist es sich als hilfreich, sich mit Menschen auszutauschen, die ebenfalls diesen Weg gehen und in dem Prozess der Selbstheilung schon weiter fortgeschritten sind. In Phasen des Zweifelns bekommt man dann von außen die fehlende Bestätigung für den eingeschlagenen Weg. Es ist auch hilfreich sich an Menschen zu wenden, die in einer holistischen Heilmethode ausgebildet sind und Erfahrungsvorsprung darin haben. Wir gehen auf einige solcher Methoden später ein.

Übung: Selbstbeobachtungs-Tracker

Die folgende Tabelle kannst du dir ausgedruckt an einen Platz legen, wo du öfter hinschaust.

Sie erinnert dich daran, dich systematisch zu beobachten. So kannst du deine Beziehung zu deinem Körper neu angehen und tiefer in dich eintauchen.

Du findest auch schnell die Punkte, die gerade besonders deiner Aufmerksamkeit bedürfen und auf die du deine Heilung fokussieren kannst.

Selbstbeobachtungstracker

Damit die Selbstbeobachtung leichter fällt, findest du hier schon mal einige Beispiele im Tool.

Beschreibe die Symptome: Was schmerzt? Wo fühlst du Unbehagen?	In welcher Situation hast du die Symptome gespürt?	Welche Erfahrung hast du im Umgang mit diesen Symptomen? (gilt dann, wenn du sie bereits eine Weile beobachtest)
Eine Art Stechen in der Gegend des Zwerchfells, unter dem Solarplexus.	Immer dann, wenn ich einen ernsthaften Konflikt erwartete. Generell spüre ich diese Symptome dann, wenn ich Angst davor habe, eine Beziehung zu gefährden, oder abgestraft zu werden.	Ich halte erst einmal inne und atme durch. Danach versuche ich herauszufinden, wie lange das Stechen anhält und wie oft es eintritt. Das gibt mir einen Hinweis darauf, mit welchen Gedanken und Gefühlen es zusammenhängt.
Eine Art Knoten in meiner Magengrube.	Wenn ich starken Druck verspüre, z.B. eine Frist einzuhalten oder bestimmte Erwartungen zu erfüllen.	Ich halte inne und atme tief direkt in den Magen rein, dort, wo ich den Knoten spüre. Das mache ich für eine Weile. Außerdem versuche ich herauszufinden, welche Erwartungen das Problem verursacht haben.
Eine Art Knoten im Kehlkopf, der mich am Sprechen, manchmal sogar am Atmen hindert.	Spüre ich immer dann, wenn ich vor Menschen etwas sagen muss, von dem ich befürchte, dass es schlecht ankommt. Das kann in Meetings oder bei Vorträgen sein.	Ich gehe schnell an einen Ort, wo ich unbeobachtet bin und atme mehrere Male tief durch, mit meiner Hand auf dem Bauch.
...	...	...

2. Ursachen von körperlichen Problemen und Zuständen des Ungleichgewichts

Normalerweise bringen wir die Begriffe Krankheit und Gesundheit fast ausschließlich mit unserem physischen Körper in Verbindung. Eher selten kommen uns hier unsere Gefühle oder gar unsere Gedanken in den Sinn. In den meisten Fällen liegen die Ursachen körperlicher Ungleichgewichte, die sich zum Beispiel in Schmerzen oder Entzündungen zeigen, jedoch genau in unseren Gedanken und Gefühlen oder, noch einen Schritt weiter, in unserem Geist oder Bewusstsein. Nur wenn wir die Hintergründe erkennen, uns mit den Ungleichgewichten befassen und unser Bewusstsein aktivieren und trainieren, können wir ein körperliches Gleichgewicht und somit den vorhin dargestellten Gesundheitszustand wieder erlangen.

Paradigmenwechsel in der Wissenschaft

Seit Descartes haben viele Menschen in unserer Industriegesellschaft ein rein mechanisches bzw. materialistisches Weltbild, das sich unter anderem in dem oben beschrieben Ansatz der klassischen westlichen Medizin zeigt. Der menschliche Körper wird als eine Art Maschine betrachtet, die man mithilfe von Ersatzteilen oder künstlichen Zusätzen repariert. Alles, was über den physischen Körper hinausgeht, wie der Geist oder die Seele des Menschen, spielt dabei keine Rolle.

Nicht zuletzt durch die Erkenntnisse der Quantenphysik hat sich dieses lange vorherrschende Paradigma in den letzten Jahrzehnten dahingehend geändert, dass das Materielle und der Geist als eine Einheit begriffen werden, als etwas, das sich gegenseitig bedingt und beeinflusst. Dieses Umdenken scheint sich in der westlichen Schulmedizin jedoch nur sehr zögerlich zu vollziehen.

Zur Verdeutlichung könnte man das chinesische Yin-Yang-Symbol heranziehen, wobei der Geist bzw. das Bewusstsein die Materie, also den physischen Körper, ursächlich beeinflusst.

Materie

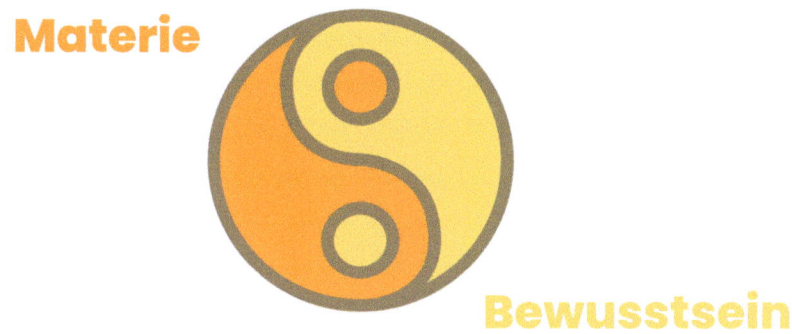

Bewusstsein

Der Paradigmenwechsel in der Wissenschaft zeigt sich auch in der neurowissenschaftlichen Forschung. So wurde in verschiedenen Studien seit Mitte der 1980er Jahre nachgewiesen, dass unsere Art des Denkens im Gehirn gewisse Spuren, gleichsam Rillen, hinterlässt. Diese Schaltungen oder 'Rillen' vertiefen sich über die Jahre und lassen uns in gewissen Gewohnheiten verharren. Es wurde auch nachgewiesen, dass durch Gedankenkraft diese Rillen neu geformt werden und Verschaltungen geändert werden können. Dies gilt selbstverständlich nicht nur für unser Gehirn, sondern für den gesamten Körper, wie beispielsweise für das vegetative Nervensystem und das endokrine System. Mit anderen Worten: Unser Bewusstsein bezüglich unserer Gedanken und Gefühle beeinflusst die Materie und insbesondere natürlich unseren Körper.

Die Macht von Gedanken und Gefühlen

Sich dessen bewusst zu sein ist besonders wichtig bei der Heilung von Krankheiten. Negative Gedanken und Gefühle bremsen uns aus und machen uns körperlich krank. Hier stehen die verschiedenen Ängste, die auf uns lasten, an erster Stelle. Eine Art Ur-Angst, die in verschiedenen Studien (vgl. Kelly 2011) sehr häufig im Zusammenhang mit Krebserkrankungen in Erscheinung tritt, ist die Trennung, das Verlassen- werden, die Einsamkeit, oder wie Kelly es nennt „abandonment".

Das kann auf eine frühe Kindheitserfahrung, an die man sich gar nicht mehr erinnert, zurückzuführen sein. So hat man vielleicht im Gewühl der Massen die Mutter aus den Augen verloren und durch den Schock des Verlassen-Seins ein Trauma erlitten. Im späteren Erwachsenenleben kann zum Beispiel eine Entlassung oder der Verlust des Partners diese frühkindlichen Gedanken und Gefühle wieder wach rufen, die sich dann wie ein Negativ-Verstärker auf den Körper übertragen.

Neuere Studien beschäftigen sich mit der Übertragung von Erfahrungen über die Generationen hinweg. Beispielsweise können sich die Ängste von Großmüttern, deren Männer und Söhne im Krieg gefallen waren, nicht nur auf die direkten Kinder, sondern auf die nachfolgenden Generationen übertragen (vgl. Kelly 2011; Brode 2009).

Wer sich der schädlichen Auswirkungen von Ängsten auf den Körper bewusst ist, der wird Vorsorgeuntersuchungen sowie Krankheitsstatistiken in einem anderen Licht betrachten. Im Vorfeld einer Vorsorgeuntersuchung entstehen häufig Ängste, wie: Wird etwas gefunden werden? Ist ein Blutwert außerhalb der Norm? Alleine durch solche Gedanken mit den daran gekoppelten Angstgefühlen erhöht sich die Wahrscheinlichkeit einer tatsächlichen Erkrankung. Studien haben ergeben, dass das Lesen von Statistiken über Risikogruppen, die für einen Herzinfarkt besonders anfällig sind, gekoppelt mit einer Identifikation mit solch einer Gruppe, die Angst vor einem Infarkt erhöht und damit die Wahrscheinlichkeit des tatsächlichen Eintretens eines Infarktes signifikant steigert.

Die dargestellten Zusammenhänge zwischen Gedanken, Gefühlen und dem physischen Körper bedeuten für die Behandlung von Krankheiten, also Ungleichgewichten, nichts anderes, als dass wir unsere Gedanken und

Gefühle in das Gesamtbild und damit den Heilungsprozess miteinbeziehen sollten.

Das setzt jedoch voraus, dass wir uns unserer Gedanken und Gefühle bewusst sind. Außerdem müssen wir Techniken erlernen, um ganzheitlich mit unserem komplexen System Mensch umgehen zu können, damit wir es wieder in das ursprüngliche Gleichgewicht versetzen können.

Kommunikation in und mit unserem physischen Körper

Der oben dargestellte Paradigmenwechsel in der Wissenschaft bedeutet für jeden von uns, dass wir dazu ermächtigt und befähigt sind, uns selbst zu heilen. Streng genommen bedeutet es sogar, dass eine vollständige Heilung gar nicht möglich ist, wenn wir uns nicht selbst mit unserem Bewusstsein daran beteiligen. Wer also von einem Experten zum nächsten rennt, um endlich von einem bestimmten körperlichen Leiden befreit zu werden, der verschwendet in den meisten Fällen viel Zeit und Energie. Die vollständige Heilung kann uns niemand abnehmen.

Wer den Weg zur Selbstheilung beschreitet wird nicht nur erlernen, seinen physischen Körper sondern sogar sein gesamtes alltägliches Leben bewusst zu beeinflussen.

Allerdings ist es ein langsamer und kontinuierlicher Prozess. Von besonderer Bedeutung dabei ist, dass wir uns ständig unserer Gedanken bewusst sind, da diese meistens wie Sperrfeuer durch unser Hirn sausen, in der Regel völlig wild und unkontrolliert. Viele Gedanken kreisen in uns wie ein Karussell und bemächtigen sich unserer immer wieder, auch wenn wir uns vorgenommen haben aufzuhören, diese bestimmten Gedanken zu denken. Die Voraussetzung für dauerhafte Gesundheit ist aber in jedem Fall die Transparenz unserer Gedanken. Diese befähigt uns letztlich, Gedankenstille einkehren zu lassen, in der eine enorme Kraft liegt. Eine solche Gedankenstille erreichen wir am besten durch kleine, regelmäßige Meditationsübungen, wie weiter unten beschrieben.

Neben der Beherrschung und Beruhigung der Gedanken ist es hilfreich sich der Tatsache bewusst zu sein, dass wir - im Gegensatz zu der bisher vorherrschenden Meinung - einen physischen Körper HABEN, nicht aber unser physischer Körper SIND.

Wir arbeiten mit dem Bewusstsein und mit den Gedanken, kommen also „von außen" in den Körper hinein und durchdringen ihn. Das schafft eine Distanz und vereinfacht es, bewusst die Gestaltung dieses Körpers anzugehen und sich ihm nicht ausgeliefert zu fühlen. Früher oder später wird jeder, der sich mit der Selbstheilung befasst, feststellen, dass unser materieller Körper ein enger Freund ist, der all unsere Gedanken und Gefühle in sichtbare Materie umsetzt, ob wir es wollen oder nicht. Da jedoch viele Menschen sich der Kraft ihrer Gedanken und Gefühle nicht bewusst sind, gestalten sie aus ihren zahlreichen Ängsten, Zweifeln und Sorgen heraus und klagen in der Folge über fortwährende Krankheiten, die sie sich ironischerweise auch durch das andauernde Klagen immer wieder selbst erschaffen.

Vereinfacht ausgedrückt können wir uns die Zusammenhänge so vorstellen, dass unsere Gedanken meist mit ganz bestimmten Gefühlen verbunden sind. Wir denken beispielsweise daran, dass die Wahrscheinlichkeit von Brustkrebs ab einem gewissen Alter stark ansteigt. Wir gehen deshalb spätestens ab diesem Alter zur Vorsorgeuntersuchung und leben fortan bangend und hoffend, dass kein Tumor gefunden wird. Bei diesen Gedanken wird es uns mulmig zumute, manche bekommen Schweißausbrüche oder Magendrücken. Mit diesem Verhalten tragen wir selbst dazu bei, dass sich über die Zeit hinweg Brustkrebs manifestiert, insbesondere dann, wenn diese Ängste überhand nehmen.

Wie geht das physisch vor sich? Über unsere Gedanken und damit einhergehenden Gefühle informieren wir unseren Körper. Gedanken und Gefühle sind elektro-magnetische Schwingungen, die im Körper bestimmte bio-chemische Prozesse auslösen, wie beispielsweise die Absonderung von Neuropeptiden, die dann wiederum die Bildung gewisser Hormone hervorrufen, womit wir bei unseren Drüsen und beim endokrinen System sind, das in der Schulmedizin leider noch immer wenig Beachtung findet, trotz seiner zentralen Bedeutung für die Steuerung körperlicher Funktionen. Darüberhinaus hat jede einzelne Zelle ein elektrisches Feld, das nicht nur mit den elektrischen Feldern der anderen Zellen in Verbindung steht sondern insbesondere durch die elektro-magnetischen Schwingungen unserer Gedanken und Gefühle beeinflusst wird. Diese Zusammenhänge verstehend können wir nachvollziehen und letztlich auch steuern, was in unserem Körper passiert, um dann mit dem nötigen Selbstvertrauen den Heilungsprozess einzuleiten.

Dazu ist zunächst eine Art Bestandsaufnahme hilfreich. Wo signalisiert uns unser Körper ein Problem? Die Sprache, die unser Körper häufig verwendet, sind Schmerzen. In diesem Zusammenhang ist es hilfreich, wenn wir uns auch hier von alten Verhaltens- und Gedankenmustern, in denen wir Schmerzen nur als etwas Negatives ansehen, das wir so schnell wie möglich loswerden wollen, befreien und stattdessen versuchen, Schmerzen als natürliche Sprache unseres Körpers zu begreifen. Es ist eine Bewertung unserer Kultur, dass Schmerz per se etwas Schlechtes ist. Natürlich lenken uns Schmerzen, besonders bei großer Intensität, ab und schmälern unsere Fähigkeit zu fokussieren. Und natürlich ist es schwer in Freude zu sein, wenn man Schmerzen hat. Doch wir vergessen häufig, dass unsere Grundeinstellung zu Schmerzen einen großen Einfluss darauf hat, wie sehr wir darunter leiden. Deshalb sollten wir einen aktuellen Schmerz in erster Linie ruhig zur Kenntnis nehmen und in uns die Ursachen für das durch den Schmerz gemeldete Ungleichgewicht erforschen. Das kann kein anderer besser als wir selbst, da wir Zugriff auf den gesamten Kontext haben, der sich uns häufig über unsere Intuition offenbart und uns Hinweise gibt, wo die Ursache für ein aktuelles Ungleichgewicht zu finden ist bzw. welche Maßnahmen hilfreich sein können. Der Kontext selbst verbirgt sich oft in weiteren nicht-materiellen Körpern, die wir in der Regel gar nicht kennen, geschweige denn uns ihrer bewusst sind und sie wahrnehmen können, obwohl sie unseren physischen Körper umgeben.

3. Der Mensch – ein komplexes und vielschichtiges Wesen

Wir wissen nun, dass unser Geist zusammen mit unseren Gefühlen unseren physischen Körper beeinflusst, den wir *haben*, aber der wir nicht *sind*. Wir haben und sind viel mehr. Das scheint zunächst etwas schwierig vorstellbar, wird aber im Laufe der Zeit, wenn man sich diesem neuen Denken zuwendet und auch dementsprechend übt, immer plausibler und offensichtlicher. Diese verschiedenen Körper können wir sogar vor unserem inneren Auge sehen und fühlen, so wie wir unseren physischen Körper, von dem wir bisher annahmen, dass wir das SEIEN, spüren und sehen können.

3.1 Das schwingende, dynamische Mehrkörpersystem

Wir sind vielschichtige Mehrkörperwesen, die man modellhaft und vereinfacht in Form von Schichten darstellen kann:

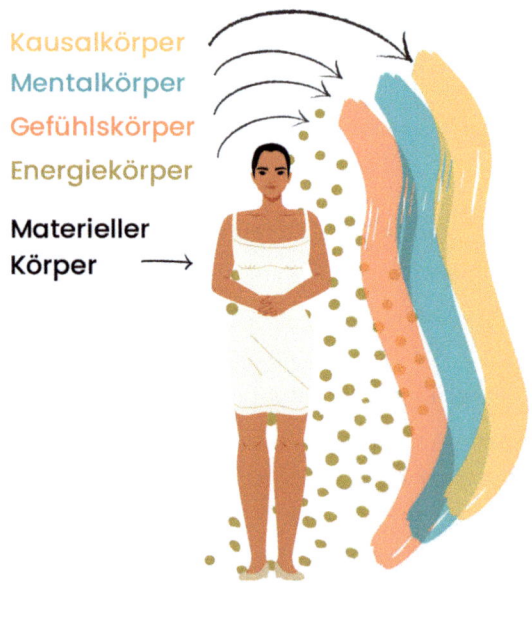

Kausalkörper
Mentalkörper
Gefühlskörper
Energiekörper

Materieller Körper ⟶

Diese Körper können wir uns als energetische Schwingungsfelder vorstellen, die in verschiedenen Frequenzen schwingen, die jedoch nicht schichtweise aufgebaut sind, sondern in Wirklichkeit miteinander verwoben und verquirlt sind. Die Gesamtform kann man sich als einen Torus, besser bekannt als Donut, vorstellen. Unsere Energien, die wir bisher meist nicht wahrgenommen haben, ähneln in ihrer Gesamtheit einem Wirbel, so wie ein Wirbelsturm, ein Tornado. Das heißt, wir befinden uns in ständiger Bewegung.

Da unsere unterschiedlichen Körper miteinander verwoben sind und sich in verschiedener Dichte und Schwingung ständig kreiselnd bewegen, fällt es uns nicht schwer uns vorzustellen, was passiert, wenn Teile dieses Wirbels nicht mehr mitwirbeln, sondern sich langsamer drehen oder gar erstarren. Es kommt zu Reibung, Teilchen kollidieren miteinander und können ihrer natürlichen Bewegungsbahn nicht mehr folgen. Die Folge dieser Verlangsamung oder Erstarrung ist Ungleichgewicht, oder anders ausgedrückt: Krankheit. Alles, was dazu angetan ist, unsere natürliche Bewegung zu verlangsamen und uns zur Erstarrung zu bringen, führt zu Krankheit und letztlich zu unserem Tod.

3.2 Bewegungshemmer Nummer 1: Die Angst

Verlangsamung und Erstarrung entsteht immer dann, wenn der Raum für Bewegung beschränkt wird, also wenn es enger wird. Enge in unseren Körpern entsteht, wenn wir uns zusammenziehen. Wir ziehen uns zusammen, wenn wir anspannen und verkrampfen. Wir sind angespannt und verkrampft, wenn wir viel Druck empfinden und diesen Druck an unseren Körper weitergeben. Wir empfinden viel Druck, wenn wir Angst haben.

Ängste sind es, die uns mehr und mehr erstarren lassen und die unseren physischen Körper, ausgelöst durch den Mental- und Emotionalkörper, krank machen.

Unser Flow, die Bewegung des gleichmäßigen Flusses all unserer Teile, geht verloren. Wir verhärten, wir erkalten, wir sterben letztlich ab, wie bereits in der ältesten daoistischen Schrift nachzulesen:

„When man is born, he is soft and flexible;
When he dies, he grows hard and rigid.
So it is with all things under Heaven.
Plants and animals are soft and pliant in life,
But brittle and dry in death.
Truly, to be hard and rigid is the way of death;
To be soft and flexible is the way of life."
(Dao De Jing, zitiert nach Reid 1989: 195-196)

Ironischerweise ist der Inbegriff der westlichen geprägten Fitness und Vitalität die Härte: Harte, durchtrainierte Muskeln, (an)gespannter Körper, durchgedrückte Gelenke etc. In den fernöstlichen Traditionen ist körperliche Vitalität mit Geschmeidigkeit, mit Eleganz und Biegsamkeit, mit Beweglichkeit belegt, was unserem Mehrkörpersystem viel dienlicher ist als „stahlharte" Muskeln.

Alle diese durcheinander wirbelnden Körper sind interdependent. Der Energiekörper (auch feinstofflicher Körper genannt), der Emotionalkörper und der Mentalkörper beeinflussen unseren dichtesten Körper, unseren physischen Körper.

Die in unserem Mentalkörper gespeicherten Glaubenssätze, Prinzipien und Verhaltensmuster haben Auswirkungen auf das Gleichgewicht unseres physischen Körpers. Wie oben erwähnt zeigen neuere Forschungen, dass Gedanken, die wir immer wieder denken, bestimmte Muster, wie Spurrillen, in unserem Gehirn hinterlassen, was dazu beiträgt, dass aus Gedanken resultierende Gewohnheiten so hartnäckig und schwer zu ändern sind.

Gedanken als elektro-magnetische Schwingungen graben sich uns aber nicht nur körperlich ein, sondern sie sind auch gekoppelt an Emotionen.

Diese wiederum sind Schwingungsmuster, die in unserem Gefühls- oder Emotionalkörper „abgespeichert" sind. Wir nennen diese Muster Freude, Angst, Wut, Ärger, Glück usw.. Sogar unsere alltägliche Ausdrucksweise zeigt, dass wir körperlich auf Emotionen reagieren: „Das schlägt mir auf den Magen" (häufig in Reaktion auf Sorgen), oder: „Das sitzt mir im Nacken" (häufig in Reaktion auf Leistungsdruck und Versagensangst).

Da unsere nicht-materiellen Körper (Energiekörper, Emotionalkörper, Mentalkörper), die wir mit unseren klassischen Sinneswahrnehmungen nicht auf dem Radarschirm haben, unseren physischen Körper beeinflussen, ist es sinnvoll, diese Körper mit in die Behandlung bzw. die Selbstheilung einzubeziehen.

Den in der Abbildung dargestellten Kausalkörper wollen wir zunächst außer Acht lassen. Er wird auch als unser spiritueller Bereich bezeichnet. Natürlich interagiert auch dieser Körper mit den anderen, wenngleich die gegenseitige Beeinflussung nochmals subtiler vor sich geht und deshalb an dieser Stelle nicht weiter vertieft werden soll.[1]

3.3 Zusammenhang zwischen physischem Körper und Energiekörper

Interessanterweise bietet unsere westliche Medizin keine Methoden an, um sich dem Energiekörper zu widmen, bzw. ignoriert diesen vollkommen, während der Emotionalkörper wenigstens im Rahmen der Psychoanalyse Berücksichtigung findet. Zwar ist der Energiekörper in der modernen westlichen Medizin bisher quasi nicht existent, aber er ist in den orientalischen und fernöstlichen Traditionen erforscht und beschrieben. Erfreulicherweise können wir mit ein wenig Übung den Energieköper auch selbst spüren. Er fühlt sich oft wie ein Prickeln an, ein angenehmes Vibrieren, oder als ob ein leichter Strom durch unseren Körper fließt.

[1] Wir wollen uns zunächst auf die sogenannten 4 niederen Körper konzentrieren, bevor wir uns den 4 höheren Körpern (in obiger Darstellung ist davon nur der Kausalkörper abgebildet) zuwenden.

Schon die alte indische Medizin (Ayurveda) und die alte chinesische Medizin (Traditionelle Chinesische Medizin TCM) sahen den Menschen als komplexeres Gebilde, als es die westliche Schulmedizin tut. Ein Gebilde, das nicht ausschließlich aus dem physischen oder materiellen Körper besteht, sondern darüber hinaus eine Art Energiekörper umfasst. Auch die alten Ägypter arbeiteten mit diesem Energiekörper, den sie KA nannten.

Man kann sich den Energiekörper wie den Zwilling unseres physischen Körpers vorstellen, der diesen voll und ganz durchdringt. Es gibt so genannte Anknüpfungs- oder Verbindungspunkte zwischen unserem materiellen Körper und dem Energiekörper. Diese befinden sich entlang der Energiehauptbahnen, Meridiane (TCM) oder Nadis (Ayurveda) genannt, und ganz besonders in den Kraft- oder Energiezentren, Chakras genannt.

Die Heilmethoden nach diesen alten Traditionen gehen alle davon aus, dass man die körperlichen Symptome in Zusammenhang mit dem Energiekörper und den sich darin manifestierenden Ungleichgewichten setzt. Dabei gilt es, den physischen Körper so weit wie möglich zu entspannen und locker und durchlässig zu halten. Durchlässig für den Energiekörper, für die so genannten Bio-Energien, die als Prana, Qi oder Ki bekannt sind. Je lockerer unser physischer Körper ist, desto besser können wir selbst eventuell auftretende Stauungen spüren und Gegenmaßnahmen einleiten.

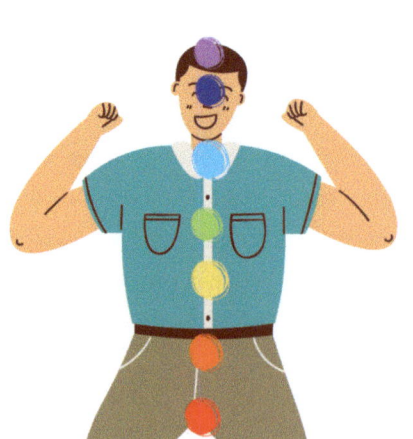

Kronenchakra
Zirbeldrüse

Drittes Auge
Hirnanhangdrüse

Kehlkopfchakra
Schilddrüse

Herzchakra
Thymusdrüse

Solarplexuschakra
Bauchspeicheldrüse

Sakralchakra
Keimdrüsen

Wurzelchakra
Nebennierendrüsen

Übung: Chakrenreise

Wir beginnen mit dem obersten, dem Kronenchakra. Dazu fokussieren wir auf die Region unseres Scheitels, ungefähr dort, wo beim Säugling die Fontanelle ist. Alle Gedanken richten wir kontinuierlich auf diese Region. Dabei atmen wir gleichmäßig und ruhig. Sollten wir von störenden Gedanken abgelenkt werden, lassen wir diese Gedanken in aller Ruhe vorbeiziehen, wie Wolken, die am Himmel entlangziehen. Nach einer Weile stellt sich vielleicht ein leichtes Kribbeln oder ein leichtes Druckgefühl oben am Kopf ein oder wir haben das Gefühl, als sei es in dieser Region etwas wärmer. Wir können uns die Farbe Violett vorstellen und dieses Chakra in intensives Violett tauchen. Wir können uns alternativ eine Art Wirbel vorstellen, statt einer Krone auf unserem Kopf. Der Wirbel läuft zum Kopf hin trichterartig zu und ist nach oben hin weit geöffnet. Wie fühlt es sich an?

Nach etwa 1-2 Minuten reisen wir weiter nach unten im Körper zum nächsten Chakra, dem Stirnchakra oder dem Dritten Auge, das sich in etwa zwischen unseren Augenbrauen befindet. Wir gehen genauso vor wie beim Kronenchakra. Sobald wir das Dritte Auge als Kribbeln, Druck oder Wärme spüren, können wir mit ihm experimentieren. Wir können es beispielsweise in tiefes Nachtblau tauchen.

Nun wenden wir uns dem Kehlkopfchakra zu. Es ist manchmal etwas schwer zu erspüren, weswegen wir geduldig unsere Konzentration auf diesen Punkt richten, bis wir wiederum ein Kribbeln, ein Druckgefühl oder Wärme wahrnehmen. Wir können uns parallel auf unseren Atem konzentrieren, dessen Wärme wir beim Ausatmen auf unserer Haut spüren. Den Atem und das Chakra können wir in intensives Blau tauchen, das wie Wasser fließt oder pulsiert.

Weiter geht die Reise nach unten zum Herzchakra, einem zentralen und mächtigen Chakra in unserem (Energie-)Körper. Wir konzentrieren uns einzig und allein auf unser Herz oder den Bereich in der Brustmitte auf der Höhe des Herzens, bis wir dort neben unserem Herzschlag ein Kribbeln, etwas Wärmendes oder einen leichten Druck verspüren. Als Experiment können wir uns vorstellen, Luft von außen direkt in unser Herzchakra zu atmen, also durch die Haut und den Brustkorb hindurch.

Analog gehen wir vor mit dem Solarplexus-Chakra zwischen Herzchakra und Bauchnabel, das wir in sonniges Gelb tauchen können, mit dem Sakralchakra, etwas unterhalb des Bauchnabels, das die Farbe Orange liebt, und mit dem Wurzelchakra zwischen dem unteren Ende der Wirbelsäule und dem Dammbereich, das wir mit der Farbe Rot verstärken können.

Diese Chakrenreise versetzt uns sukzessive in die Lage, unseren Energiekörper mit dem physischen Körper zu spüren und beide in unserer Wahrnehmung zu verbinden.

- - - - - - - - - - - -

Wir können getrost davon ausgehen, dass nichts in der Natur zufällig so ist, wie es ist. Die Parallelität zwischen unserem physischen Körper und den Zentren des Energiekörpers macht durchaus Sinn und kann für die Diagnose von Krankheiten im physischen Körper herangezogen werden. Schon deshalb ist es hilfreich, sich mit den Chakras näher zu befassen.

Überblick über Chakras, Drüsen, Farben und Wirkungsbereiche der Chakras

Ort und Name	Dazugehörige Drüse(n)	Farbe	Psychologische Aspekte / Wirkungsbereiche
Wurzel / Basis	Nebennierendrüsen	Rot	Überlebens- und Lebenswille, Vitalität, Erdung
Sakral / Nabel	Keimdrüsen	Orange	Kreativität, Akzeptanz oder Ablehnung des Selbst, sexuelle Energie
Solarplexus	Bauchspeicheldrüse	Gelb	Emotionale Verbindung mit anderen und der Gesellschaft, Einstellung gegenüber Macht, Sicherheitsgefühl
Herz	Thymusdrüse	Grün	Spirituelle Einstellung, bedingungslose Liebe, Mitgefühl
Kehlkopf	Schilddrüse	Blau	Kommunikation, Kreativität mit Worten und Klängen/Tönen, Ausdruck der eigenen persönlichen Wahrhaftigkeit
Drittes Auge	Hirnanhangdrüse	Indigo	Visualisierung, Hellsichtigkeit, Selbstliebe, Intuition, Schaffenskraft, Manifestationskraft
Krone / Scheitel	Zirbeldrüse	Violett	Spiritualität, Verbindung mit dem Höherem Selbst und göttlicher Intelligenz

Die Energiezentren (Chakras) kann man sich als kleine Kugeln vorstellen, angeordnet um eine virtuelle Röhre, die in der altindischen Tradition als Prana-Röhre oder Energie-Röhre bezeichnet wird. Wir können uns die Energiezentren vorstellen, wie sie als Planeten in und um unsere Prana-Röhre kreisen und Informationen über das vegetative Nervensystem und das endokrine System in unseren materiellen Körper einspeisen. Außerdem erzeugen aktivierte Chakras ein Magnetfeld, das mit den einzelnen Körperzellen interagiert. Die Chakras sind also eine Schnittstelle zwischen unserem materiellen Körper und Sphären, die wir mit unserem physischen Körper klassischerweise nicht wahrnehmen, die nichtsdestotrotz vorhanden sind.

Manche wahrnehmbaren Auswirkungen solcher „Sphären" kennen wir sogar, beispielsweise in Form von einer Stimmung oder Atmosphäre, die an einem bestimmten Ort herrscht. Diese Dinge können wir auch nicht greifen, schmecken, oder sehen, sie beeinflussen uns aber dennoch. Wir bekommen also aus diesen weniger verdichteten oder im physischen Sinne weniger festen „Informationsbereichen" Informationen in unser Körpersystem eingespielt, auf die unsere Organe reagieren.

Zwei Drüsen spielen bei der Übertragung von Informationen aus den „Energie-Sphären" in unseren Körper eine besondere Rolle. Das sind die Zirbeldrüse (Epiphyse) und die Hirnanhangdrüse (Hypophyse). Beide können wir gezielt einsetzen und trainieren, um in unserem Körper einen Gleichgewichtszustand herzustellen bzw. um insgesamt eine bessere Verbindung zwischen unseren einzelnen Körpern zu haben, was den Emotional- und Mentalkörper einschließt.

Beispiel Zirbeldrüse – Kronenchakra

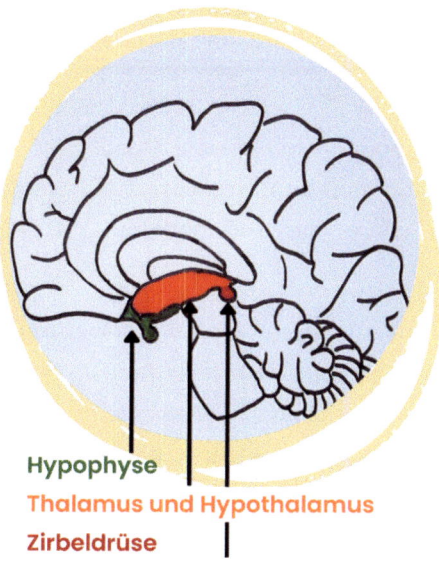

Hypophyse
Thalamus und Hypothalamus
Zirbeldrüse

Wie die Abbildung zeigt, ist die Zirbeldrüse ein kleines, zapfenförmiges, etwa erbsengroßes Organ, das sich in einer Vertiefung oberhalb des Thalamus und Hypothalamus und somit im Zentrum unseres Kopfes befindet. Die Zirbeldrüse wird in den alten westlichen und östlichen Traditionen als ein bedeutsames Zentrum zum „erweiterten" Sehen betrachtet. Bildet man eine waagrechte Linie von der Zirbeldrüse zur Stirn, befindet sich an dem Austrittspunkt das ‚Dritte Auge', das in manchen Kulturen farbig markiert wird. Die Zirbeldrüse ist im Übrigen wie das Auge ein lichtempfindliches Organ. Senkrecht über der Zirbeldrüse am Scheitel, dort, wo die Fontanelle ist, befindet sich das Kronenchakra, über das Informationen in Form von „spirituellem Licht", also einer Art elektromagnetischer Schwingungen, von uns aufgenommen werden. Eine einfache Übung ist, mit dem Bewusstsein eine Verbindung zwischen dem Kronenchakra und der Zirbeldrüse herzustellen, wodurch die Informationen noch intensiver fließen können.

Wie vollzieht sich nun die Übersetzung dieser Lichtinformation, die über das Kronenchakra in den physischen Körper hinein „kanalisiert" werden? Biochemisch betrachtet verbindet die Zirbeldrüse während des Tages bestimmte Aminosäuren zu einem chemischen Botenstoff, der Serotonin (auch als ‚Glückshormon' bekannt) genannt wird. Nachts ist die Zirbeldrüse für die Ausschüttung des Hormons Melatonin, das aus der Umwandlung von Serotonin entsteht, verantwortlich und steuert damit die Zellerneuerung.

Neuere Forschungen haben gezeigt, dass die Zirbeldrüse DMT (Dimethyltryptamin) herstellt, das bei starker Aktivität der Zirbeldrüse am oberen Gaumen in die Mundhöhle abläuft. DMT wird in Zusammenhang mit dem „Nektar" gebracht, auf den in alten Schriften als „Trank der Unsterblichkeit" Bezug genommen wird.

Die Zirbeldrüse hat also essentielle Auswirkungen auf unsere Gesundheit. Nicht nur in Form eines erholsamen Schlafes, sondern auch durch die Erhöhung des antioxidativen Potenzials sowie die Verlangsamung des Alterungsprozesses.

Die bewusste Wahrnehmung der Zirbeldrüse hat zudem eine Verbesserung des Zugangs zur eigenen Intuition zur Folge. Spirituell gesehen stärkt sie das Kommunikationsvermögen mit nicht-materiellen Bereichen, was insbesondere für das Zusammenspiel zwischen allen unseren Körpern von Bedeutung ist.

4. Ansätze zur Herstellung und Erhaltung unserer Gesundheit

Nachdem wir uns nun besser kennen und uns als schwingendes, komplexes Mehrkörperwesen wahrnehmen, dessen dichtester Teil, der physische Körper, von Gedanken und Gefühlen beeinflusst wird, wenden wir uns verschiedenen Ansätzen zu, die uns dabei helfen, dieses System in Bewegung zu halten und im Einklang und Gleichklang schwingen zu lassen.

4.1 Bewusste Informationsaufnahme

Was benötigen wir, um gesund zu sein? Letztlich geht es fast immer um die richtigen Informationen, die wir grundsätzlich als Schwingungen verstehen können. Diese Schwingungen zeigen sich in vielen unterschiedlichen Formen. Beispielsweise als feste Materie, wie Nahrung, als weniger feste Materie, wie Wasser oder andere Flüssigkeiten, oder noch weniger feste Materie wie Luft. Informationen tragende Schwingungen existieren aber auch in für uns sichtbarer aber nicht greifbarer Form, wie Licht und Farben, sowie in der nicht sichtbaren und nur für wenige Menschen spürbaren Form von Bio-Energie (Prana, Qi, Ki) und den für die meisten Menschen weder spürbaren noch sichtbaren elektro-magnetischen Wellen aus dem Erdfeld oder anderen Feldern (vgl. 4.3 das morphogenetische Feld oder Akasha-Feld).

All diese Informationen sollten wir für die Herstellung und Erhaltung unseres Gleichgewichts, also für unsere Gesundheit, in für uns geeigneter Weise berücksichtigen beziehungsweise heranziehen. Das bedeutet, dass wir unsere Aufmerksamkeit und unser Bewusstsein darauf richten, wo wir diese Informationen beschaffen und wie wir damit umgehen.

Nahrung

Zunächst ist es wichtig, dass wir uns mit der Qualität der festen Nahrung, die wir aufnehmen, sowie der Qualität des Wassers, das wir trinken, beschäftigen. Es ist leicht verständlich, dass Früchte und Gemüse, die mit natürlichem Licht und in gesundem Boden ohne chemische Zusatzstoffe wachsen, unverfälschte und klare Informationen liefern. Alles, was von dem natürlichen Urzustand abweicht, ist außerhalb des natürlichen Gleichgewichtes und trägt weniger bzw. verfälschte oder sogar schädliche Informationen in sich, was wiederum unseren Körper aus seinem Gleichgewicht bringen kann, wie das bei Fleisch aus Massentierhaltung oder pestizid-belastetem, genmanipuliertem Gemüse inzwischen für jeden nachvollziehbar der Fall ist.

Wenn man Nahrungsmittel als Informationsträger betrachtet, leuchtet es ein, dass Fertignahrung oder „Convenience Food" eine ganze Kakophonie an Informationen in den Körper trägt, da diese Nahrung zahlreiche Schritte der Verarbeitung durchlaufen hat, in denen viele Fremd-Informationen hineingelangten. Selbst der Lärm der Maschinen, mit denen Gemüseschnipsel transportiert werden, oder die Laune bzw. der Gemütszustand der Bandarbeiter, die das Ganze verpacken, beeinflussen die Nahrungsmittel.

Bei so genannten Nahrungsergänzungsmitteln kommt häufig hinzu, dass mit komplexen chemischen Substanzen und Prozessen die vermeintlichen Wirkstoffe extrahiert und in eine Form gebracht werden, die es dem Körper in der Regel unmöglich macht, den Stoff, wie beispielsweise ein Vitamin, aufzunehmen.

Als Grundregel gilt daher, Nahrung zu wählen, die so naturbelassen wie möglich ist, um das Maximum an ursprünglichen Informationen zu erhalten. Rohkost oder kurz gekochtes Gemüse sind hier ein gutes Beispiel. Dasselbe gilt für Obst in roher Form, das möglichst vollständig verspeist werden sollte, d.h., Äpfel und Birnen mit Gehäuse, Aprikosen mit dem Inneren des geknackten Kerns oder Weintrauben mit Kernen. Wem Rohkost langweilig erscheint, dem sind Säfte (so genannte Smoothies) aus grünem Gemüse und Obst zu empfehlen, die man sich am besten selbst zubereitet. (Tipp: Eine ebenso wohltuende wie geschmackvolle Mischung besteht aus Äpfeln, Sellerie, Ananas, Grünkohl oder Krauskohl, Spinat oder Mangold, und Ingwer.)

Ein Industrieprodukt, das den meisten Nahrungsmitteln beigemischt wird, die wir im Supermarkt kaufen, ist raffinierter, weißer Zucker. Dieser hat verheerende Auswirkungen auf unseren gesamten Körper und wird gemäß einer Vielzahl von Forschungen auch mit Demenz und vorzeitigen Alterungsprozessen in Zusammenhang gebracht. Daher unterstützen wir den eigenen Heilungsprozess sehr, wenn wir auf diese Form von Zucker auch in Form von Getränken (Limonaden etc.) verzichten und bewusst darauf achten, keine Fertigprodukte, denen Zucker beigemischt ist, zu kaufen. Insgesamt ist es ratsam, möglichst wenig Süßes zu sich zu nehmen. Wer gerne Schokolade isst, der kann sich an die besonders kakaohaltige dunkle Schokolade halten.

Alle tierischen Produkte sind sehr bewusst und in möglichst geringen Maßen zu genießen. Dabei gilt es, in seinen Körper zu hören, ob er ein bestimmtes Nahrungsmittel auch wirklich verträgt. Wir sind z.B. mit dem Credo „Milch macht müde Männer munter" aufgewachsen, haben es aber nie hinterfragt. Tatsache ist, dass viele Menschen Hautunreinheiten und andere körperliche Probleme aufgrund des Konsums von Milchprodukten entwickeln. Tatsache ist auch, dass der Mensch das einzige Lebewesen auf der Erde ist, das den Drüsensaft (=Milch) einer anderen Spezies zu sich nimmt.

Zum Thema Fleisch ist zu sagen, dass es ein sehr dichtes Nahrungsmittel ist, das aufgrund der Schlachtung auch mit Schmerz- und Todesinformationen angefüllt ist. Wir wissen alle, wie lange und schwer Fleisch im Magen liegt. Das heißt, der Verdauungsprozess benötigt sehr viel Energie, die wir besser für andere Aufgaben aufwenden sollten.

Wie mit allem ist es unserer Gesundheit am förderlichsten, wenn wir bewusst im Austausch mit unserem Körper stehen und erkunden, worauf wir Appetit haben und was lediglich alte Gewohnheiten und Verhaltensmuster sind. Wenn wir lernen, wieder eng mit unserem physischen Körper in Kontakt zu stehen, sagt uns dieser ganz deutlich, was er braucht. Da sind keine Diäten und Ernährungsratgeber notwendig, sondern nur das Lauschen auf die starke innere Stimme, die quasi aus den einzelnen Zellen des Körpers heraus spricht. Diese Stimme wieder wahrzunehmen ist ein wichtiger Aspekt der Selbstheilung.

Wasser

Auch beim Wasser gilt, es möglichst naturbelassen zu trinken, d.h., nicht mit zusätzlichen Mineralien, Vitaminen und Kohlensäure versetzt und nicht eisgekühlt. Die Kommunikation mit unserem Körper lässt sich beim Trinken von Wasser üben: Solltest du kaltes und kohlensäurehaltiges Wasser zu dir nehmen, horche auf die Rückmeldungen deines Körpers. In der Regel ziehen sich Organe zusammen, wenn wir sehr kalte Dinge zu uns nehmen, d.h., wir tendieren dazu, uns innerlich zu verkrampfen. Nach dem Genuss kohlensäurehaltiger Getränke reagiert unser Körper manchmal mit Schluckauf oder Sodbrennen. Wenn wir an die Beschaffenheit unseres Körpers denken, erscheint es im Übrigen auch logisch, dass wir das Wasser, über das viel Kommunikation im Körper vonstatten geht und das ein Informationsträger ist, häufig austauschen, d.h., viel „nachfüllen" und wieder „ablassen", um es immer frisch und aufnahmebereit zu halten. Fast jeder (männliche) Deutsche schaut peinlich genau darauf, dass die Flüssigkeiten in seinem Auto in bestem Zustand sind und ordnungsgemäß gewechselt werden. Bei unserem eigenen Körper haben wir dieses Bewusstsein häufig verloren.

Sollte Wasser zu langweilig schmecken, weiche auf Kräutertees oder grünen Tee aus. Diese Tees haben den Zusatznutzen, dass sie Wirkstoffe von Pflanzen beinhalten, die unsere Körperfunktionen unterstützen. Grüntee beispielsweise wirkt stark antioxidativ, wenn man ihn mit 70-80 Grad warmem Wasser zubereitet. Ingwertee wärmt und wirkt antiseptisch.

Grundsätzlich ist es unserer Gesundheit förderlich, das Essen und Trinken als bewussten Prozess zu gestalten, ganz im Gegensatz zu unserer „To-Go-Kultur". Wir sollten wieder lernen, uns die Nahrung sozusagen auf der Zunge zergehen zu lassen, da hier im Kopf das „Informationsverteilungszentrum" durch unseren physischen und feinstofflichen Körper (Energiekörper) sitzt.

Licht

Schon im alten China wurde die Heliotherapie angewandt, d.h. das Heilen mit Sonnenstrahlung. In einer etwa zweitausend Jahre alten Schrift, dem Tao Tsang, wird angeraten, den Körper und auch die Augen nackt und ungeschützt wohl dosiert der Sonne auszusetzen, um lebenswichtige Informationen der Sonnenenergie aufnehmen zu können. So würde auch die Hirnaktivität angeregt und eine spezielle Lebens-Essenz produziert.

Das erinnert an die oben beschriebene Tätigkeit und Funktionsweise der Zirbeldrüse. Und in der Tat haben inzwischen auch westliche Wissenschaftler ein „neues" Feld, die Photobiologie im Bereich des („neu entdeckten") okulo-endokrinen Systems (das Zusammenspiel von Zirbeldrüse, Hirnanhangdrüse und Augen) ins Leben gerufen.

Wichtig beim Sonnenlicht ist, dass wir, wie bei der Nahrung und dem Wasser, es naturbelassen, d.h., die gesamte Bandbreite, einschließlich der ultravioletten Strahlung, in uns aufnehmen. Da Sonnenbrillen diesen Teil der Strahlung herausfiltern, sind sie vielleicht hübsch, aber gesundheitlich nicht unbedingt sinnvoll. Gängiger Sonnencreme wird Schädlichkeit für die Haut nachgesagt, weswegen es ratsam ist, wenn nötig natürlichen Sonnenschutz (z.B Kukuinussöl oder leichte, abdeckende Bekleidung) zu verwenden.

Bewusstsein ist im Umgang mit dem Sonnenlicht und ebenso bei der Ernährung äußerst wichtig. Es gilt, Sonne in Maßen aufzunehmen, am besten am Morgen oder am Abend, wenn sie nicht mehr so stark ist. Um mit dem

Bewusstsein beim Sonnenlicht zu bleiben, kann man sich vorstellen, das Licht in kleinen Wirbeln in die Haut „einzuatmen". Wir können auch 'um die Sonne herum' blinzeln, um die Strahlen in die Augen aufzunehmen, wobei aber Vorsicht angebracht ist, um nicht versehentlich direkt in die Sonne zu schauen.

Die Informationen, die uns vom Sonnenlicht übermittelt werden, sind essentiell für unsere Gesundheit. Daher ist es wichtig, dass wir uns oft draußen in der Natur aufhalten. Verschiedene Studien zeigen, dass Krankheiten wie Brustkrebs und Multiple Sklerose in Gebieten mit viel Sonnenlicht wesentlich weniger verbreitet sind. Wenn wir uns sehr lange in geschlossenen Räumen aufhalten, die womöglich noch mit künstlichem Licht beleuchtet sind, sollten wir öfter eine Pause im Freien einlegen, schon wegen der Produktion des lebensnotwendigen Vitamin D.

Eine Möglichkeit, sich eine Art Ersatz für das lebensnotwendige Sonnenlicht zu beschaffen, stellt eine Tageslichtlampe dar, die in Form von Schreibtisch- oder Stehlampen erhältlich sind. Insbesondere während der dunkleren Winterzeit zeigen solche Tageslichtlampen eine gesundheitsförderliche Wirkung, indem sie die Stimmung aufhellen und uns weniger anfällig für Depressionen als Folge von Sonnenlichtmangel werden lassen.

Licht und die Chakras

Das Sonnenlicht als sehr mächtige und positive elektromagnetische Schwingung enthält das ganze Farbspektrum und tut unserem gesamten Körper gut. Wie oben gezeigt, strahlen unsere Energiezentren, die Chakras, jeweils in einer bestimmten Farbe, was den jeweiligen elektromagnetischen Schwingungen des Sonnenlichts entspricht, die für spezifische Bereiche unserer Körpers besonders heilsam und nährend sind.

Wenn man beispielsweise Ungleichgewichte im Bereich des Herzens feststellt, so kann man mit der Farbe grün arbeiten, entweder in der reinen Form als Lichtstrahlen, oder aber in Form von Heilsteinen, deren Farbe in der Regel indiziert, für welche Chakras sie besonders geeignet sind. Wir können es uns so vorstellen, dass wir die Energie eines Chakras mit der Zuführung der passenden Farbe stärken, wobei dies entweder die Farbe des Chakras selbst oder die jeweilige Komplementärfarbe sein kann, wie in der Übung Chakrenreise beschrieben.

Überblick über die Chakrafarben mit ihren jeweiligen Komplementärfarben

Name des Chakras	Farbe des Chakras	Komplementärfarbe
Wurzel / Basis	Rot	Weiß
Sakral / Nabel	Orange	Violett
Solarplexus	Gelb	(Rubin)Rot
Herz	Grün	Rosa
Kehlkopf	Blau	Blau
Drittes Auge	Tiefblau	Grün
Kronen / Scheitel	Violett	(Gold)Gelb

Man kann die Farbe des kranken Chakra auch durch Nahrungsmittel mit der entsprechenden Farbe oder sogar durch Kleidung in der entsprechenden Farbe stärken und somit dazu beitragen, das Gleichgewicht wieder herzustellen. Somit hilft man dann auch den Organen, die sich im Bereich des betroffenen Chakras befinden.

Diese Ausführungen zur heilsamen Wirkung von Licht zeigen, welche Auswirkungen diese Art von Strahlung auf unser gesamtes Körpersystem und somit auch auf unseren physischen Körper hat.

Sonstige elektromagnetische Schwingungen

Im Gegensatz zum Licht sind viele elektromagnetische Schwingungen leider unsichtbar, was nicht heißt, dass sie auf unseren feinstofflichen und materiellen Körper keine Wirkung ausüben. Dies gilt zum Beispiel für die Strahlungen der Mikrowelle, mit der wir so gedankenlos unsere Nahrung wärmen, mit dem Ergebnis, dass die Moleküle in dieser Nahrung regelrecht zerschossen werden, womit unser Körper im Sinne heilungs-relevanter Informationen nur wenig anfangen kann. Zahlreiche Studien weisen darauf hin, dass Strahlen von Funknetzen unabsehbare negative Folgen für die Gesundheit des Menschen haben. Die Langzeitwirkungen von intensiver Bestrahlung des Kopfes beispielsweise durch häufiges Telefonieren mit dem Mobiltelefon werden noch immer unterschätzt. Fest steht, dass derartige elektromagnetische Strahlungen dem physischen Körper sowie dem Energiekörper nicht gut tun. Feinfühlige Menschen können das direkt in Form von Kribbeln, nervösen Zuckungen und anderen körperlichen Beeinträchtigungen spüren.

Zu einem ganzheitlichen Heilungsprozess gehört mithin die Minimierung von künstlichen elektromagnetischen Strahlen, da diese Schwingungen unseren Körper beeinflussen und somit unser Gleichgewicht stören. Es ist ratsam, keine oder zumindest nur wenige Funknetze mit geringer Leistung im Hause zu betreiben, keine Mikrowelle zu nutzen und Gespräche mit dem Mobiltelefon direkt am Ohr auf ein Minimum zu reduzieren. Die heilsame Wirkung des Schlafes kann durch ein Schlafzimmer, das keinen elektromagnetischen Smog aufweist, erhöht werden.

Bioenergie

Wie versorgen wir uns mit Bio-Energie? Zunächst gilt alles, was in obigem Abschnitt zu Nahrung, Wasser und Licht beschrieben ist, da dort Bio-Energie „gebunden" oder „gespeichert" ist. Sehr üppig an Bio-Energie sind frisch zubereitete Säfte aus organisch angebautem Gemüse und Obst.

Sonnenlicht ist eine Art Zwitter, sowohl elektromagnetische Strahlung als auch Bio-Energie. Wasser, das mit Sonnenlicht bestrahlt wurde, ist ein guter Bio-Energie-Träger.

Durch unsere normale Atmung und einfach unser bewusstes Sein können wir viel Bio-Energie in Wäldern aufnehmen, im Sonnenlicht, am Meer und generell in Höhenlagen. Sucht man einen Wohn- oder Urlaubsort, der viel Bio-Energie aufweist, dann wäre das eine Hügellage in subtropischem Klima, umgeben von grüner Natur, in der Nähe des Meeres oder aber im Gebirge, am besten im Sommer.

Eine weitere Quelle für Bio-Energie ist der Rasen im Garten bzw. Gras. Das kann ein neuer Anreiz zum Rasenmähen sein. Noch Stunden nach dem Mähen entströmt dem abgemähten Gras Prana, das man mit der normalen Atmung in sich aufnehmen kann. In der wärmeren Jahreszeit ist es auch anzuraten, morgens barfuß über das taunasse Gras zu gehen. Der Tau bindet viel Bio-Energie, die wir zusätzlich zu unserer Atmung über unsere Chakras am Fuß, die zu den so genannten Nebenchakras gehören, aufnehmen können. Dabei gehen wir so vor, wie in den Übungen zur Chakraarbeit beschrieben. Zusätzlich können wir Bio-Energie als Prana aufnehmen, also in nicht-sichtbarer Form. Das ist dem Atmungsprozess, mit dem wir unserem Körper Luft zuführen, sehr ähnlich. Wir können dies entweder durch unsere gewohnten Atemwege tun, oder aber direkt durch unsere Chakras „atmen".

Übung: Energie-Sog

Wir konzentrieren uns auf unseren Scheitel. Dort befindet sich das Kronenchakra. Mit der Kraft unseres Bewusstseins öffnen wir dieses Energiezentrum wie ein Fenster nach oben. Durch dieses Fenster atmen wir in unserer Vorstellung Prana ein, das wir uns wie einen goldenen Strom vorstellen oder wie eine honigartige Flüssigkeit, die nun von oben durch unsere Scheitelmitte hineingesogen wird. Wir atmen dieses Prana ganz tief bis in die Region unseres Herzens ein. Beim Ausatmen lenken wir das Prana, die Bio-Energie, zu einem Punkt in unserem Körper, der uns Unbehagen oder Schmerzen verursacht.

- - - - - - - - - - - - -

Prana steht uns grenzenlos zur Verfügung. Wir können uns die Röhre, die alle Chakras miteinander verbindet, in unserem Körper imaginieren. Diese Röhre tritt am Kronenchakra aus unserem physischen Körper nach oben und am Wurzelchakra nach unten aus.

Die Wirkung ist wie bei einer Batterie, die aufgeladen wird. Die Bio-Energie belebt die Zellen und hält sie zusammen. Studien haben gezeigt, dass Krebspatienten unter Energieblockaden, also Ungleichgewichten im Energiekörper leiden, weswegen Karzinome in Körperbereichen entstehen, die nicht von Bio-Energie versorgt werden. Da diese lebensnotwendig für unseren physischen Körper ist, sollten wir darauf achten, dass wir uns genug davon zuführen.

Wenn wir noch nicht so geübt sind, können wir die Bio-Energie nicht spüren, weswegen uns das „Aufladen" mit Bio-Energie etwas seltsam vorkommen mag. Lassen wir uns hier nicht von unseren begrenzten und begrenzenden körperlichen Wahrnehmungsorganen in die Irre führen. Auch radioaktive Strahlung können wir nicht sehen und wissen doch, dass sie zellschädigend wirkt. So verhält es sich umgekehrt mit der Bio-Energie: Wenn wir zu wenig davon haben, wie übrigens die meisten Menschen in westlichen Industrieländern, werden wir krank. Erschwerend kommt hinzu, dass unsere westliche Medizin die Existenz der Bio-Energie nicht anerkennt und somit nicht mit ihr arbeitet.

Die Arbeit mit Bio-Energie ist eng verbunden mit unserer Atmung. Durch unseren Atem können wir die Bio-Energie, also das Prana, Ki, oder Qi, durch unseren Körper bewegen und zielgenau die Organe damit versorgen, die im Ungleichgewicht sind (vgl. Übung oben). So, wie wir vom Sauerstoff abhängen, hängen wir von der Bio-Energie ab, doch sind wir uns dessen leider häufig nicht bewusst.

4.2 Atmung und Entspannung

Die Bio-Energie wiederum lässt sich am besten verteilen, wenn unser physischer Körper vollkommen entspannt ist. Bewusste Atmung und Wege zu einem wenig verdichteten, also entspannten physischen Körper, sind grundsätzliche Maßnahmen, die uns in unser Gleichgewicht zurückbringen.

Daher wurde in den alten Kulturen der Menschheit so viel Wert auf Entspannung, Atmung und Energieausgleich gelegt. Wir werden übrigens feststellen, wie leicht wir uns entspannen, wenn wir bewusst und rhythmisch atmen. In diesem Prozess manifestiert sich die Einheit von Geist, Körper und Seele sehr schön. Wir können also den Atem betrachten als ein sichtbares und hörbares Vehikel, um uns in Gleichklang zu bringen und somit unserer Selbstheilung Atemzug für Atemzug näher zu kommen.

Wir kennen Techniken, die in den alten Kulturen angewandt wurden, um Körper, Geist und Seele in Einklang zu bringen, heute unter verschiedenen Namen: Aus der indischen Tradition kommt Yoga mit seinen vielfältigen Ausprägungen und aus der chinesischen Tradition Qigong und Taijiquan.

Darüber hinaus gibt es zahlreiche Kampfsportarten, die ursprünglich ähnlichen Zwecken dienten.

Die chinesischen Traditionen sollen ihren Vorläufer im so genannten Dao-Yin (wörtlich „Leiten und Sammeln") haben, was zurückgeht auf die Klimabedingungen im Yangste-Gebiet, das von zahlreichen Überschwemmungen geprägt war. Die ständige Feuchtigkeit machte den Bewohnern zu schaffen, beispielsweise im Sinne von Rheuma. Durch Beobachtung der Tiere im Naturreich, so sagt man, wurden Tänze entwickelt, die durch bewusste Atmung die Bio-Energien sammelten und durch rhythmische Bewegungen gleichmäßig im gesamten Körper verteilten. Dao-yin ist in diesem Sinne auch als Vorläufer der Kampfsportkünste zu sehen, gepaart mit den Traditionen des Yoga.

Da jeder Mensch ein Individuum ist, sollte jeder ausprobieren, was ihm oder ihr am besten liegt. Wichtig ist nur, den Sinn und Zweck dieser Techniken im Auge zu behalten. Es geht nicht darum, Muskeln zu stählen. Das alleine bringt oft nur noch mehr Verhärtung, was eher ein Hindernis für unsere elastischen Körper, die sich ständig im wirbelnden Tanz befinden, darstellen würde.

Das Ziel sollte zunächst sein, bewusst zu atmen und über dieses bewusste Atmen seinen gesamten Körper kennen und spüren zu lernen. Meist haben Menschen aus westlichen Ländern kein nennenswertes Körpergefühl mehr, das daher erst einmal reaktiviert werden sollte. Außerdem sollte bewusst Bio-Energie eingesammelt und im gesamten Körper verteilt oder an die Stellen gebracht werden, an denen unser Körper uns eine Krankheit zeigt. Wichtig ist, dass wir diese Techniken immer in Ruhe ausüben und mit unseren Gedanken immer voll dabei sind. Sonst entfalten sie nur sehr begrenzte Wirkung.

Es ist sicherlich lohnend, sich mit den verschiedenen Herangehensweisen auseinanderzusetzen und den einen oder anderen Kurs zu besuchen, um die nötige Routine für sich selbst zu erlangen.

Luft

Da das Atmen so grundlegend ist, wir es jedoch meist völlig vernachlässigen und diesem Prozess keinerlei Aufmerksamkeit schenken, wollen wir uns diesem Thema etwas eingehender widmen.

Im Kapitel 4.1 zur bewussten Informationsaufnahme haben wir uns mit Nahrung, Wasser, Licht und Bioenergie befasst. In diesem Zusammenhang fehlte noch ein weiterer bedeutender Informationsträger, nämlich die Luft. Auch hier gilt: Wir sollten sie so naturbelassen wie möglich einatmen. Zum einen liegt das darin begründet, dass möglichst viel Sauerstoff mit ihr zugeführt werden soll. Zum anderen aber kommen wir hier zurück auf die Bio-Energie. Die Chinesen haben dasselbe Wort für Energie, Luft, und Atmen, nämlich Qi. Die Luft ist eine weitere Trägerin von Bio-Energie, von Qi, das von den Elektronen transportiert wird. Je weniger negativ geladen die Luft ist, desto weniger Bio-Energie enthält sie. Das ist insbesondere in luftverschmutzten Städten der Fall, wo es uns oft so vorkommt, als „stünde" die Luft. In der Tat tut sie das, weil negativ geladene Ionen fehlen, d.h., es fließt nichts, die Luft ist „zum Schneiden", und wir können daraus keine Bio-Energie beziehen.

Dieses Problem besteht nicht nur bei mit Abgasen belasteter, sondern auch bei klimatisierter Luft und Heizungsluft. Abhilfe kann in den beiden letzteren Fällen durch Ionisatoren geschaffen werden, die der Luft Elektronen in Form negativ geladener Ionen zugeben.

Wir sollten uns auch bewusst machen, dass die Müdigkeit und Abgeschlagenheit, die uns nach einem langen Tag im Büro, in der Regel bei künstlicher Beleuchtung und klimatisierten oder beheizten Räumen, befallen, oft weniger von den Anstrengungen der Arbeit an sich rühren, sondern von einem Mangel an Bio-Energie aufgrund von Prana-Mangel und Lichtmangel im Sinne des vollen Lichtspektrums.

Atemtechniken

Nachdem wir nun geklärt haben, warum das Atmen für unseren physischen Körper und unseren Energiekörper essentiell ist, betrachten wir näher, wie wir diese wichtigen Informationen am effizientesten aufnehmen können.

Es ist sinnvoll, auch hier von dem eingangs diskutierten Grundsatz auszugehen: Das Bewusstsein beeinflusst zusammen mit Gefühlen die Materie. Oder konkreter: Unser Bewusstsein lenkt die Materie und Energie folgt unserem Bewusstsein. Also ist es ratsam, unserem Atem unsere volle Aufmerksamkeit zu schenken. Sollten wir mit unseren Gedanken abschweifen, kann das Fokussieren auf unseren Herzschlag helfen, uns auf den Atemrhythmus zu konzentrieren.

Die meisten von uns nutzen den größten Teil ihrer Lungen nicht. Unter Einsatz etwa eines Viertels unseres Lungenvolumens hecheln und japsen wir durchs Leben, was den gesamten Körper, vor allem auch das Herz, sehr anstrengt und in vielfacher Hinsicht ermüdend ist. In der Regel atmen wir lediglich in unseren Brustkorb hinein, aber nicht in den Bauch. Wir wissen kaum, wozu unser Zwerchfell in der Lage ist. Es massiert unsere Organe im unteren Bauch und stärkt den Blutkreislauf. Tiefes Atmen unter Einsatz des Zwerchfells hilft uns darüber hinaus bei der Regulierung unseres Hormonhaushaltes und steigert unsere Widerstandsfähigkeit und Abwehrkräfte.

Von besonderer Bedeutung ist, dass sich der körperliche „Speicher" für Prana im Unterbauch befindet. Allein durch eine regelmäßige Bauchatmung können wir diesen zur Lagerung von Bio-Energie nutzen und gelangen so zu mehr Lebenskraft und innerem Gleichgewicht.

Zu effizientem Atmen gehört das Einatmen durch die Nase und nicht durch den Mund, denn die Nasenschleimhäute sind wichtige Informationsver-arbeiter. Außerdem wärmen sie die Luft an und bereiten diese für eine optimale Aufnahme durch den Körper vor. Um die Funktionen unserer Nasenschleimhäute aufrecht zu erhalten und uns so auch vor einem Befall

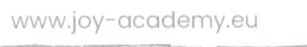

durch Bakterien und Viren (z.B. Erkältungskrankheiten) zu schützen, ist es empfehlenswert, mit einer sogenannten Nasendusche ab und zu eine Nasenspülung vorzunehmen.

Der Atem besteht aus zwei Komponenten: Dem Ein- und dem Ausatmen. Mit dem Einatmen versorgen wir uns mit Sauerstoff und Bio-Energie. Das Ausatmen hilft uns bei der Entgiftung, im materiellen, energetischen und auch emotionalen Sinne. Unterbewusst handeln wir entsprechend: Wenn uns etwas belastet, geben wir einen Seufzer von uns: Kurzes Einatmen, langes, intensives Ausatmen, meist von einem Geräusch untermalt. Wenn wir dringend Energie benötigen, gähnen wir, das heißt, wir atmen langsam und genüsslich ein und nur sehr kurz aus. Beim Gähnen entspannen wir auch die Gesichtsmuskeln einschließlich der Augenmuskeln und werden insgesamt lockerer. Daher sollten wir bewusst häufiger gähnen.

Aus dem Pranayama des Yoga oder dem Qigong sind zwei grundsätzliche Atemtechniken bekannt:

1. **Fließendes Ein- und Ausatmen**, wie wir es im Alltag tun, nur mit voller Bewusstheit und Tiefenatmung unter Einbeziehung des Unterbauches, in der Regel gekoppelt mit bestimmten körperlichen Bewegungsabläufen.
2. **Vier-Stufenatmung:** Einatmen, Anhalten des Atems, Ausatmen, Pause. Diese Sequenz wird mit besonderen Übungen einstudiert. Sie ist sehr gut geeignet, sich des Atmens bewusst zu werden und diese Bewusstheit auch im Alltag aufrechtzuerhalten.

Das Anhalten der Luft bei der Vier-Stufen-Atmung hat darüber hinaus eine weitere Funktion, die die Selbstheilungskräfte aktiviert: In diesen Sekunden wird jede unserer 50 Billionen Zellen dazu angeregt, selbst zu atmen, wie das ein Embryo im Mutterleib tut. Kleine Kinder verfügen über diese Kunst der Zellatmung noch, Erwachsene haben sie verlernt. Zellatmung veranlasst die Zellen dazu, ihren Müll abzusondern. Das Kraftwerk unserer Zellen springt an und „räumt auf". Das Ergebnis ist ein regelrechter Vitalitätsschub und eine Verjüngung, die über die Zeit hinweg spürbar wird.spürbar wird.

Die auf diese Weise gesteigerte Aktivität der Zellen kann deutlich in Form von Wärme, die bei diesem Prozess entsteht, wahrgenommen werden. Tibetische Mönche beherrschen diese Kunst, weswegen sie auch leicht bekleidet bei eisigen Temperaturen nicht frieren.

Ein weiterer Vorzug des Luftanhaltens ist das willentliche Hinauszögern des Atem-Impulses. Wir werden wieder Herr oder Herrin unseres Körpers und der Funktionen unseres vegetativen Nervensystems, gesteuert über Sympathikus und Parasympathikus. In der heutigen Gesellschaft hat der Sympathikus, der die Adrenalinausschüttung steuert und uns im „Action"-Modus hält, die Oberhand, sodass hier ein andauerndes Ungleichgewicht besteht.

Kontinuität

So wie der Weg zur Selbstheilung ein Prozess ist, ist auch das Erlernen des richtigen Atmens ein schrittweiser Prozess. Wir müssen uns langsam wieder daran gewöhnen, nicht nur in den Brustkorb, sondern in den gesamten Bauch hinein zu atmen.

Übung: Bauchballon

Um ein Gefühl für die Bauchatmung bzw. Tiefenatmung zu bekommen, legen wir uns auf einen harten Untergrund auf den Rücken. Wir legen eine Hand auf den Bauch unterhalb des Bauchnabels und die andere Hand auf unseren Brustkorb. Die Beine können dabei angewinkelt sein oder ausgestreckt auf dem Boden liegen. Wir atmen nun zuerst tief in den Bauch und spüren mit unserer Hand, wie sich der Bauch wölbt. Erst dann atmen wir in den Brustkorb und spüren, wie sich dieser weitet. Beim Ausatmen leeren wir zunächst unseren Brustkorb und anschließend den Bauch. Zum Schluss ziehen wir die Bauchdecke ein und stoßen den Rest Luft, der sich noch im Bauch befindet, aus. Das wiederholen wir einige Male.

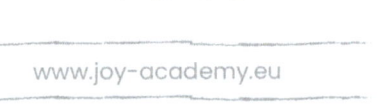

4.3 Meditation

Alleine zur Meditation kann man eine eigenständige Buchreihe veröffentlichen. Es gibt viel Literatur und Podcasts darüber, weswegen wir uns hier auf eine kurze Einführung beschränken. Jeder kann sich dann gemäß der persönlichen Vorlieben weiter in die verschiedenen Richtungen vertiefen.

Motivation

Es herrschen viele Missverständnisse zum Thema Meditation. Hier geht es nicht um Religion und auch nicht um Rituale. Vielmehr werden unter diesem Begriff Zustände sowie Übungen zum Erreichen dieser Zustände zusammengefasst, bei denen der Mensch seinen Fokus nach innen richtet, also eine Reise zu sich antritt, und während dieser Zeit die im Westen so verbreiteten Außenorientierung unterbricht.

Für die meisten Menschen ist es inzwischen ganz normal, mehrmals am Tag ins Auto zu steigen, irgendwohin zu fahren, am Abend Termine zu haben und am Wochenende noch einen Kurzurlaub in eine Stadt oder ein Naherholungsgebiet zu unternehmen. Dort draußen, in unserer Umwelt, suchen wir Abwechslung, Glück und Zufriedenheit.

Gerade in Deutschland sollten wir aber angesichts der alarmierenden Umfrageergebnisse zum Thema Frustration und Stress zu der Erkenntnis gekommen sein, dass es das, was wir im Außen suchen, dort nicht unbedingt gibt. Viele Deutsche sind leicht bis höchst unzufrieden mit ihrem Leben, die Zahl der psychischen Erkrankungen steigt unaufhörlich und das bei weltweit relativ hohem Wohlstandsniveau.

Was ist schief gelaufen?

Wir verhalten uns wie „Human Doings", nicht wie „Human Beings". Wir hetzen durch unser Leben auf der Suche nach dem verlorenen Glück oder folgen einfach den Verhaltensmuster der anderen: Jeder ist beschäftigt und verplant. Aber was bringt uns dieses Verhalten?

Nun, zunächst bringt es Ablenkung. Manchmal scheint es, als seien wir vor uns selbst auf der Flucht. Wenn wir ehrlich zu uns selbst sind, interessiert es uns nämlich hin und wieder doch ein wenig, wer wir eigentlich sind. Was bereitet uns echte, innere Freude? Macht es uns wirklich Spaß, Zweifel zu hegen, uns zu sorgen und zu grämen und schließlich krank zu werden?

In den vorherigen Kapiteln wurde schon ausgeführt, wer wir sind, nämlich komplexe, vielschichtige Wesen, die sich durch Gedanken und Gefühle ihre Realität sowie ihren physischen Körper beeinflussen und sogar erschaffen. Also ist der Weg klar: Wenn man sich selbst näher kommen und sich in seiner Gesamtheit und Größe als vielschichtiges Wesen sehen möchte, muss man sich selbst durchdringen. Dazu muss man seine Gedankenkraft kontrolliert einsetzen und sich seiner Gefühle bewusst werden.

Die Meditation ist ein Weg, der uns zur Erhöhung des eigenen Bewusstseinsgrades führt und uns somit auf dem Weg zur Selbstheilung äußerst dienlich ist. Es handelt sich dabei um eine Innenschau, bei der die äußeren Sinne zugunsten der inneren Welt gedämpft bzw. ganz abgeschaltet werden. Viele haben gar keine Vorstellung davon, was in ihnen ist. Es ist eine Entdeckungsreise, die nichts kostet, außer Zeit und Geduld und nichts erfordert außer den Willen, sie zu unternehmen.

In uns treffen wir auf uns selbst und auf die verschiedenen Schichten, die weiter oben beschrieben sind. Wir sehen uns klarer. Vor allem kommen wir sukzessive an einen Punkt, an dem wir unseren Verstand, der uns immer wieder an unserer Weiterentwicklung und der Herstellung unseres Gleichgewichts hindert, zeitweilig ausschalten können. Und das ist eine große Errungenschaft.

www.joy-academy.eu

Im Zustand der Meditation können die Aktivitäten der linken und rechten Gehirnhälfte koordiniert werden. Das ist besonders für Menschen wichtig, die in einer industrialisierten Welt leben, in der von Kindesbeinen an die linke Gehirnhälfte wesentlich stärker als die rechte trainiert wird, da der Verstand und die verstandesmäßige Bewertung das Maß aller Dinge für diese vom Westen geprägten Industriegesellschaften sind (vgl. Jensen 2004). Die Vormachtstellung des Verstandes hat uns und unsere Gesellschaften jedoch in eine gewaltige Schieflage versetzt. Es hat uns zwar finanziellen Wohlstand gebracht (meist auf Kosten anderer), aber sind wir dadurch glücklich oder wenigstens zufrieden geworden? Die Krankheitsstatistiken, insbesondere auch die Zahl von Depressions-Erkrankungen, sprechen hier eine deutliche Sprache.

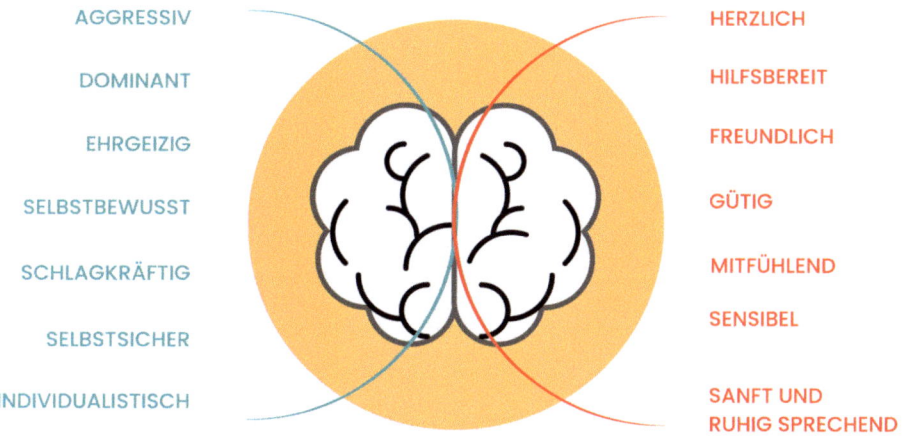

Betrachtet man obige Illustration, ist es nicht verwunderlich, dass eine von der linken Gehirnhälfte und den damit einhergehenden Werten geprägte Gesellschaftsform von vielen Individuen nicht als besonders lebenswert empfunden wird, denn es ist eine kalte Gesellschaft, in der die negativen Gefühle, Gedanken und Verhaltensweisen vorherrschen, die, wie wir nun wissen, krank machen. Interessanterweise sind die Qualitäten, die auf der linken Seite zu finden sind, nach wie vor diejenigen, die mit Erfolg im Sinne von beruflicher und sozialer Karriere und Status assoziiert werden und somit in unseren gegenwärtigen Organisationen (noch) vorherrschend sind. Das zeigt das Ausmaß des Ungleichgewichts nicht nur auf individueller sondern auch auf gesellschaftlicher Ebene.

Intuition

Die Meditation ermöglicht es, Zugang zur Intuition, die im Allgemeinen der rechten Hirnhälfte zugesprochen wird, zu erlangen. Im Zustand der Meditation können wir auch unsere Zirbeldrüse trainieren und darüber den Kanal zur Intuition, zu unserem inneren Selbst, stärken. Wie oben dargestellt, ist das natürlich längst nicht alles.

Über die Zirbeldrüse und die bewusste Öffnung unserer Chakras - was ebenfalls im Zustand der Meditation geschehen kann - bekommen wir direkten Zugang zum so genannten „Feld" (manche sprechen auch von einer Menge unterschiedlicher, teilweise interagierender „Felder"), einem zumindest teilweise elektro-magnetisch wirksamen Feld, in dem alles gespeichert ist, was jemals gedacht wurde oder gedacht werden wird. Wir könnten auch sagen, dass dort alle Potenziale abrufbar sind, also all das, was sich jemals ereignen könnte. Wenn wir dieses Feld, oder die Matrix oder wie auch immer wir dieses Konstrukt nennen mögen, anzapfen, erweitert das unsere individuellen und kollektiven Möglichkeiten enorm.

Wir kommen auf Ideen, die wir nicht hätten, wenn wir nur unserem begrenzten und oftmals eingrenzenden Verstand folgen würden. Somit bekommen wir einen natürlichen Zugang zu unserer Kreativität und Intuition. Und natürlich bekommen wir dann auch „Eingebungen" dahin gehend, wie wir uns am besten wieder ins Gleichgewicht bringen können.

Das alles geschieht in einem Zustand, in dem unsere nervenden und sorgenvollen Gedanken nicht immer „dazwischen funken". Die Meditation dient also der Herstellung von Funkstille, von absoluter oder zumindest

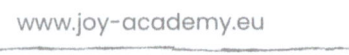

relativer Gedankenleere, in der wir dann andere Informationen aus anderen Teilen von unseren Körpern oder direkt aus dem Feld empfangen können.

Wir können es uns so vorstellen, dass wir uns langsam einstellen auf andere Sendefrequenzen, die wir aber nur wahrnehmen können, wenn wir in die innere Stille gehen. Die Quelle dieser Frequenzen, die uns Informationen senden, kann entweder in uns selbst, beispielsweise in unseren anderen Körpern, sein oder außerhalb, jenseits der Welt, die wir mit unseren körperlichen Sinnesorganen auf die übliche Weise wahrnehmen können.

Um an die oben beschriebenen Potenziale und Informationen zu gelangen, können viele verschiedene Techniken angewandt werden. Interessanterweise hat jede Religion meditative Elemente. Die in Deutschland am ehesten mit Meditation in Verbindung gebrachte Tradition ist der Buddhismus, insbesondere der Zen-Buddhismus, der sich wachsender Beliebtheit erfreut.

Es ist wichtig, dass man sich eine Technik auswählt oder eine eigene Technik entwickelt, die einem liegt. Dabei gilt es zu beachten, dass alle Techniken nur Vorschläge sind, wie man zu sich selbst, den anderen Körpern und dem Feld vordringen kann. Es gibt kein Patentrezept, auch wenn bestimmte Religionen, Sekten oder Meister das behaupten. Am besten ist es, man macht sich mit verschiedenen Techniken vertraut und wählt das, was einem praktikabel erscheint. Wichtig ist, dass man regelmäßig übt und zumindest in der Anfangsphase hartnäckig ist. Vieles gelingt erst nach mehrmaligen Anläufen, was nicht verwunderlich ist, wenn wir bedenken, dass es zunächst darum geht, unseren Verstand, den wir bisher in allen Situationen möglichst aktiv halten wollten, nun ausschalten sollen. Das gefällt dem Verstand natürlich nicht, weswegen es eine Weile braucht, bis man sich selbst bei diesem Tun vertraut und offen ist für die neuen Erfahrungen.

Wer möchte, kann die Meditation auch gerne in seine „Aufgabenliste" aufnehmen, um sie wie all die anderen Tätigkeiten des Tages abzuarbeiten.

Zusammen mit dem bewussten Steuern von Gefühlen und Gedanken ist die Meditation eine der mächtigsten Aktivitäten auf dem Weg zur Selbstheilung. Und ja, Meditation kann durchaus Arbeit sein. Auch wenn es von außen oft so aussieht, als wenn man beim Meditieren nur herumsäße, erfolgt im Inneren eine rege Tätigkeit, denn wir räumen mit unseren gesamten alten Verhaltens- und Gedankenmustern auf. Wir entdecken neue Teile in uns und wir erfinden uns sozusagen neu. Das kann mitunter sehr anstrengend sein. Selbst mit nur 2-3 Meditationssitzungen pro Woche, für die wir uns jeweils mindestens eine halbe Stunde Zeit nehmen sollten, wird ein wirksames „Gegengewicht" zu dem Leben im Außen geschaffen und ein ganz wichtiger Schritt getan, um ganzheitlich wieder ins Gleichgewicht zu kommen.

Übung: Rosen-Herz

Als Einstieg in die Meditation setzen wir uns auf ein Kissen auf einem Sofa oder einem Sessel, vorzugsweise im Schneidersitz, oder sitzen auf einem Stuhl mit beiden Beinen auf dem Boden. Wir schließen unsere Augen. Wir erinnern uns an die grundlegende Atemübung, mit der wir jetzt beginnen. Wir füllen unseren Bauch, dann unsere oberen Lungen mit Atem und atmen ganz bewusst und langsam wieder aus. Nun richten wir unsere Konzentration auf unsere Herzregion. Dabei atmen wir weiter langsam ein und aus, ganz entspannt. Sollten Gedanken durch unseren Kopf ziehen, nehmen wir sie zur Kenntnis und gleichsam einer Wolke, die vorbeizieht, entlassen wir diese Gedanken wieder. Wir können sie auch vor eine imaginierte Tür schicken und diese hinter jedem Gedanken schließen. Das wiederholen wir immer, wenn wieder ein Gedanke auftaucht. Anschließend gehen wir dann wieder zurück in unsere Herzregion. In dieser stellen wir uns nun eine Blume vor, eine wunderschöne, rosafarbene Rose. Erst ist es eine Knospe und während wir sie ruhig atmend anschauen, blüht sie auf zu einer wundervollen Blüte. Vielleicht riechen wir sogar ihren betörenden Duft.

Wir fahren ein paar Minuten fort mit der Betrachtung dieser Rose, die sich in unserem Herzen befindet, dann öffnen wir wieder unsere Augen und kehren in das Hier und Jetzt zurück.

Variante 1:

Anstatt (oder ergänzend) zur Konzentration auf das Herzchakra richten wir unsere Aufmerksamkeit auf die Zirbeldrüse. Mit etwas Übung kann man dort oder an der Stelle des „dritten Auges" ein Kribbeln oder ein leichtes Druckgefühl wahrnehmen.

Variante 2:

Wir konzentrieren uns auf den im alten Ägypten als „BA" bekannten Energiepunkt, der sich außerhalb unseres physischen Körpers und oberhalb unseres Kopfes ungefähr dort befindet, wo unsere Hände zusammentreffen, wenn wir die Arme nach oben über den Kopf ausstrecken. Wir konzentrieren uns dann parallel auf unsere Zirbeldrüse und stellen uns vor, wie Informationen von höheren Aspekten unseres Selbst von dem BA in unsere Zirbeldrüse gelangen. Dabei empfinden wir Dankbarkeit und Freude.

5. Nachhaltige Heilungsansätze mit Hilfe von Außen

Eingangs stellten wir fest, dass Selbstheilung ein Prozess ist, der Geduld erfordert und Schritt für Schritt seine Wirkung entfaltet. Wenn man sich in diesem Prozess etwas Unterstützung gönnen möchte, ist das nur zu befürworten. Aber man sollte es bewusst tun, wissend, dass die Schulmedizin nur Mittel „zweiter Wahl" für uns zur Verfügung stellt, die wir irgendwann auf unserem Weg zur gesundheitlichen Selbstermächtigung größtenteils hinter uns lassen können. Für bestimmte Zwecke und in bestimmten Phasen und natürlich ganz besonders, wenn wir am Anfang unseres Weges sind, kann uns die westliche Medizin mit all ihren Apparaturen und High-Tech-Geräten, mit denen in akuten Fällen das Leben erhalten werden kann, durchaus dienlich sein. Dabei behalten wir im Sinn, dass die westliche Medizin (bisher) nicht ganzheitlich ausgerichtet und daher nur begrenzt wirksam und einsatzfähig ist. Ganzheitlich und nachhaltig heilend hingegen sind die folgenden Ansätze:

5.1 Klassische Homöopathie

Die klassische Homöopathie ist eine ganzheitliche Behandlung mit Globuli oder Tropfen, bei der nach dem sogenannten Ähnlichkeitsprinzip die Selbstheilungskräfte des Menschen angeregt und die Eigenregulation der verschiedenen Körper gefördert wird. Die Informationen, die für unser Gleichgewicht so wichtig sind, werden hier also über Substanzen von außen zugeführt. Diese Mittel können Hilfe zur Selbsthilfe sein, das heißt, das richtige homöopathische Mittel kann den Menschen wieder zu einem Gleichgewicht seiner Körper bringen. Im Gegensatz zur Schulmedizin setzt die klassische Homöopathie nicht auf reine Symptombekämpfung, sondern baut auf eine Regulation von innen heraus, also auf die Selbstheilungs-kräfte. Bei der Homöopathie verursacht das Mittel nicht eine chemische Wirkung auf den Körper, sondern es übermittelt jeder Zelle des Körpers eine "Information" zur Aktivierung der Eigenregulation und Selbstverantwortung.

Die klassische Homöopathie unterscheidet sich zu anderen Bereichen der Homöopathie (Komplexhomöopathie, Isopathie) darin, dass ein einziges Mittel gewählt wird, welches auf die Gesamtheit und Individualität des Einzelnen passt und somit ganz spezifisch für diesen Menschen wirkt. Bei der Komplexhomöopathie, bei der verschiedene homöopathische Mittel zusammengemischt werden, erfolgt die Verordnung eher symptombezogen, weswegen die Herangehensweise eher mit dem schulmedizinischen Denken verglichen werden kann. Bei der klassischen Variante jedoch ist die Mittelwahl personenbezogen. Es werden Geistes- und Gemütssymptome berücksichtigt. Diese Spezifität und die Einbeziehung aller Körper bildet die wahre Realität des menschlichen Wesens, das vielschichtig und einzigartig ist, ab, was auch den Erfolg dieser Behandlungsmethode, die in Deutschland eine lange Tradition hat (man denke nur an Rudolph Steiner oder Gustav Jäger), erklärt.

5.2 Quantenheilung

Im angelsächsischen Raum ist diese Heilmethode als Quantum Entrainment (Frank Kinslow) oder Quantum Healing (Deepak Chopra) bekannt. Diese Bezeichnung ist etwas unglücklich gewählt. Zwar berücksichtigt sie im weitesten Sinne tatsächlich einige grundlegende Erkenntnisse der modernen Quantentheorie, wie das Konzept der Quantenverschränkung, aber von viel größerer Bedeutung scheinen die Einflüsse des zielgerichteten Imaginierens und das konkrete Auswählen von Potenzialen zu sein. Einer der auf diesem Gebiet führenden Experten, Richard Bartlett, spricht bei dieser Technik von der so genannten Matrix-Transformation. Da sich die Bezeichnung „Quantenheilung" inzwischen durchgesetzt hat, wollen auch wir im folgenden dabei bleiben. Diese Technik kann über Heiler oder Behandler genutzt werden, aber auch von jeder Person, die über einen bestimmten Bewusstseinsgrad verfügt, selbst angewandt werden als reine Selbstheilungsmethode.

Ein Erklärungsansatz für die Wirkung der Quantenheilung geht von einem Mehrkörpersystem aus, wie oben ausführlich beschrieben. Wir als vielschichtiges Mehrkörpersystem sind über unser Bewusstsein mit dem Feld bzw. der „Matrix" verbunden (vgl. 4.3, Meditation). Bei der Quantenheilung wird eine Verbindung zwischen diesem Feld mit all seinen Informationen und den Körpern des erkrankten Menschen hergestellt. Im Gegensatz zur Schulmedizin, die am physischen Körper ansetzt, und Traditioneller Chinesischer Medizin und Ayurveda, die hauptsächlich am Energiekörper ansetzen, zielt die Quantenheilung auf das Bewusstsein bzw. den Geist, also alle Gedanken und Gefühle des Menschen zusammen genommen ab. Das Ziel ist dasselbe wie bei der Homöopathie, nämlich die Selbstheilungskräfte des Körpers zu stimulieren. Der Informationsträger ist nun aber das Bewusstsein selbst. Der Heilende (das kann auch der Erkrankte selbst sein) formuliert im Geiste eine klare, präzise Absicht und bezeichnet genau, was ins Gleichgewicht gebracht werden soll. Das könnte wie folgt lauten: „Das rechte Knie von Ulla Schmidt erfreut sich bester Gesundheit". Die Absicht wird immer positiv formuliert.

Dann geht man in einen Zustand der „Funkstille" über, so dass die Informationen aus dem „Feld" frei fließen und von der erkrankten Person aufgenommen werden können. Es hat sich gezeigt, dass der richtige Bewusstseinszustand von entscheidender Bedeutung ist, um die Intelligenz des Feldes optimal nutzen zu können. Wenn wir uns als Menschen mit unseren eigenen Gedanken und (besorgten) Gefühlen einmischen, wird die Übertragung getrübt, und häufig sogar völlig gestört.

Bei der Übertragung kann eine körperliche Berührung zwischen der heilenden und der erkrankten Person stattfinden. Die Methode funktioniert aber erwiesenermaßen auch über die Grenzen des Raumes hinweg. Das heißt, Fernheilungen um den halben Erdball herum sind bei entsprechender Übung durchaus machbar.

Die übertragenen Informationen haben das Potential, das ursprüngliche Gleichgewicht im Körper wieder herzustellen. Die physischen Symptome können dabei manchmal sehr schnell zurückgehen. Beispielsweise kann eine Schwellung des Knies innerhalb von 1-2 Tagen abklingen. Das besondere an der Quantenheilung ist, dass mit ihr auch der Zustand anderer Körper, insbesondere des Energiekörpers sowie des Emotional- und Mentalkörpers positiv beeinflusst werden kann. Sehr gut können damit sowohl Energieblockaden, verhängnisvolle Gemütszustände sowie tiefsitzende Ängste und sogar festsitzende Glaubenssätze adressiert werden, die manchmal schon nach ein bis zwei Sitzungen erfolgreich beseitigt werden. Bei chronischen Problemen sind erfahrungsgemäß mehrere Sitzungen notwendig.

Wichtig für die Wirksamkeit dieser Heilungsmethode ist grundsätzlich die Offenheit der erkrankten Person und ein fortgeschrittener Bewusstseinszustand auf Seiten der heilenden Person, der die Dualität unserer Realität überwinden kann.

Generell sollten wir jede echte Hilfe, die wir bekommen können, in Anspruch nehmen. Aber wir sollten darauf achten, dass wir uns von keiner Hilfe abhängig machen. Grundsätzlich gilt: Jeder Mensch kann sich selbst heilen! Diese Befähigung ist jedem Menschen gegeben. Sie möchte nur wieder ins Bewusstsein geholt und aktiviert werden.

6. Tipps für neue Gewohnheiten auf dem Weg zur Selbstheilung

Zum Schluss wollen wir noch ein paar einfache Möglichkeiten aufzeigen, die dazu dienen, alte Gewohnheiten abzustellen und die idealerweise ihrerseits zur neuen Gewohnheit werden können.

 Autosuggestion mit Gefühl

Es ist allgemein bekannt, dass Autosuggestion zu einer positiveren Lebenseinstellung beiträgt. Um wirklich nachhaltige Ergebnisse zu erzielen, sollte diese Art von Selbstprogrammierung stets mit tiefen, positiven Gefühlen, also mit Enthusiasmus und Freude, gekoppelt sein. Sie kann aus kleineren Mottos bestehen, aber auch aus non-verbaler Sprache. Hier ist besonders ein Lächeln sehr hilfreich. Auch wenn es (zunächst) erzwungen ist, beeinflusst ein lächelndes Gesicht den „Rest" des Körpers. Noch besser ist es natürlich, wenn das Lächeln verstärkt wird von einem wirklichen positiven Gefühl. Wenn wir kontinuierlich des Morgens bewusst ein Lächeln aufsetzen, auch wenn es anfangs nicht von innen heraus kommt, werden wir feststellen, dass wir uns mit der Zeit tatsächlich mehr und mehr nach einem Lächeln fühlen.

Im verbalen Bereich sind so genannte „Ich-Bin"-Suggestionen besonders kräftig. Beispiele für ein Tages-Motto am Morgen sind:

- Ich bin ganz locker
- Ich bin die Heilung
- Ich bin vollkommen und heil
- Ich bin der Schwung
- Ich bin die Bewegung
- Ich bin gut gelaunt
- Ich bin (etwa im Gegensatz zu „ich tue, ich denke etc.)

Besonders wirksam sind diese Mottos, wenn wir uns ganz darauf konzentrieren, was durch ein bewusstes Atmen erleichtert wird.

Verbindung mit der Natur

Die Natur hat uns viel zu bieten, vor allem das Gefühl des Einsseins, des Aufgehobenseins, der Geborgenheit. Naturschauspiele wie ein Regenbogen zaubern uns fast automatisch ein Lächeln ins Gesicht, vorausgesetzt, wir nehmen sie überhaupt wahr.

Die Gesänge bestimmter Lebewesen haben eine sehr beruhigende oder im positiven Sinne anregende Wirkung auf uns. Hierzu zählen Delphin- und Walgesänge, aber auch die Lieder vieler bekannter und weniger bekannter Vögel wie die des Tui, der auf Neuseeland heimisch ist.

Wir können die Grundmuster allen Lebens in der Natur erkennen. Viele Designer und Erfinder lassen sich von der Natur inspirieren.

In der Natur finden wir, ganz nebenbei, die Bio-Energie, die wir so nötig brauchen. Der direkte Austausch mit den Elementen, Licht, Wasser, Erde und Luft ist für uns lebensnotwendig und sollte zu unserer täglichen Gewohnheit werden. Ein etwa 30-minütiger Spaziergang in der Natur, über Wiesen und Felder und insbesondere im Wald, aber sogar ein abendlicher Gang um den Block, bringt uns Bio-Energie und Ruhe. Es lohnt sich, Fernseher, Laptop, Tablet und Smartphone abends öfter ausgeschaltet zu lassen und sich stattdessen in die Natur, an die frische Luft zu begeben.

Imaginieren mit Gefühl

Kinder stellen sich viele Dinge bildhaft vor ihrem inneren Auge vor und malen sich ihre Träume aus. Dabei leben sie in dieser, ihrer eigenen Welt und fühlen sie. Dies sollten wir uns wieder häufiger zu Eigen machen. Lassen wir einfach die Bilder dessen, woran wir uns erfreuen können, Revue passieren und konzentrieren uns dabei auf das Gefühl. Das ist das Wichtige bei diesem Prozess: Wir fühlen in die verschiedenen Situationen, die wir vor uns sehen, hinein. Die Bilder sind weniger wichtig als das, was wir fühlen. Welche Gefühle wollen wir in unserem Leben haben? Wie wollen wir uns fühlen? Das kann grenzenlose Freiheit sein, das kann Schwerelosigkeit sein - was auch immer uns in den Sinn kommt. Am besten dehnen wir dabei unsere Herzregion in Freude aus und „baden" in dieser Freude. Und natürlich versuchen wir unseren Verstand außen vor zu lassen, der uns konkrete Dinge aufdrängen und uns erklären möchte, warum etwas nicht erreichbar ist, wodurch er uns beim grenzenlosen Imaginieren behindern würde.

Dieser Prozess bewirkt, dass wir die Dinge, über die wir uns so intensiv freuen, Stück für Stück in unser Leben ziehen. Besonders einfach gelingt diese Übung auf dem Wege einer Meditation.

 ## „Gedankendetektiv"

Gewöhnen wir uns an, in unserem Inneren schonungslos ehrlich zu uns zu sein und unsere Gedanken so bewusst und aufmerksam wie möglich zur Kenntnis zu nehmen. Immer, wenn wir etwas Negatives denken, sollte eine Art rote Warnleuchte aufblinken, denn das ist die Wurzel allen Übels. Wir erinnern uns: Negative Gedanken sind gekoppelt an negative Gefühle. Betrachten wir tatsächlich gerade neidvoll die neuen Gartenmöbel auf der Terrasse unseres Nachbars oder denken wir, dass wir den Sportwagen, der am Ende der Straße parkt, eher verdient hätten?

Gefahr erkannt, Gefahr gebannt: Wir überlegen uns, warum Neid in uns aufkommt, und versuchen, dieses negative Gefühl in uns anzuerkennen, um es dann „zu entlassen". Dasselbe gilt natürlich für den leisesten Hauch eines Zweifels oder von Ängsten, die in der Regel recht hartnäckig sind und immer wiederkehren. Hier kann es helfen, mit einem nahestehenden Menschen oder Coach über die Situation zu reden und immer wieder aufs Neue den Ängsten die Grundlage zu entziehen. Dies ist ein manchmal mühsamer und langwieriger Prozess, der in Wellen abläuft - mal sind wir stabil in unserem neuen Denken, mal fallen wir in die alten Muster zurück.

Umso mehr ist ein geduldiges Weiterarbeiten gefragt. Lächeln wir in uns hinein, wenn wir sehen, wie die Ungeduld aufkeimt, und sagen uns: Na, alte Freundin, da bist Du wieder, ich falle aber nicht auf Dich herein. Ich mache unbeirrt weiter.

Wider die negative Projektion

Wir tendieren häufig dazu, alles erst einmal negativ zu bewerten und das Verhalten Anderer auf uns zu beziehen. Da wir Anderen gefallen und von unseren Mitmenschen positiv gesehen werden wollen, ist es eine unserer größten Ängste, abgelehnt, verspottet oder ignoriert zu werden.

Machen wir es uns doch einfach: Gehen wir davon aus, dass uns keiner etwas Böses will und dass wir sehr häufig selbst unser größter Feind mit Vermutungen und Unterstellungen sind, die auf mangelndem Selbstvertrauen und Selbstbewusstsein beruhen. Und selbst wenn sich unser Gegenüber tatsächlich negativ verhält, ist das zunächst eine Spiegelung seines oder ihres Inneren. Bemühen wir uns, nicht in alte Verhaltensmuster zu verfallen. Denn letztlich sind es immer wir selbst, die sich ärgern oder aufregen. Nur wir selbst können es abstellen. Wir sollten in solchen Fällen das Verhalten der Anderen einfach zur Kenntnis nehmen und ihnen das Recht einräumen, über uns zu denken und zu sagen, was sie wollen. Und gleichzeitig machen wir von unserem ureigenen Recht Gebrauch, nicht mit negativen Gefühlen darauf zu reagieren.

Außerdem ist es hilfreich, sich an die alte Weisheit zu erinnern, wonach das, was wir denken und tun, meistens auf uns zurückfällt. Deshalb hören wir auch damit auf, über unsere Mitmenschen zu lästern und uns über sie zu stellen. Es tut keinem gut, am wenigsten uns selbst. Sollten wir uns dabei „ertappen", dass wir es dennoch tun, sollten wir sofort damit aufhören und über uns lächeln.

Zeit für sich selbst

Wir hetzen durch den Tag, ohne inne zu halten, und gönnen uns keine fünf Minuten für uns selbst. Das tut aber dringend Not. Auch in der größten Hektik finden sich immer fünf bis fünfzehn Minuten, die wir für uns haben. Machen wir uns das zur Gewohnheit, zum Beispiel vor dem Schlafengehen oder nach dem Abendessen: Eine Viertelstunde für uns selbst, in der wir uns unsere Gedanken bewusst machen, in Form einer kleinen Meditation etwas in uns gehen oder einfach nur imaginieren. Das ist kein Luxus, das ist Arbeit an uns selbst und an unserer eigenen Realität. Für diejenigen, die mit Aufgabenlisten arbeiten, gehört diese Viertelstunde, die sich dann am besten zu einer halben Stunde steigert, auf die Liste, die „abgearbeitet" wird. In dieser Zeit formen und verändern wir uns, jeweils als einen kleinen Schritt auf dem Weg zur Selbstermächtigung und damit der Selbstheilung. Auch wenn uns all die anderen Dinge zunächst wichtiger erscheinen oder wir aus reiner Bequemlichkeit jede Menge Ausreden finden, sollten wir uns diese kurze Phase am Tag zur Regel machen. Es tut nicht nur uns sondern auch unserem persönlichen und familiären Umfeld sehr gut.

Geben

Geben heißt nicht, dass wir uns in eine „Opferrolle" begeben und Anderen dienen, damit diese es „gut" haben, wir aber letztlich darunter leiden. Vielmehr ist damit absichtsloses Tun gemeint, einfach spontan jemandem etwas Gutes tun, wie beispielsweise einem Passanten auf der Straße die Tür aufzuhalten, ohne dafür in irgendeiner Form eine Gegenleistung, auch kein „Danke" zu erwarten. Unsere Motivation für diese kleinen und größeren Dienste ist, uns selbst eine Freude zu bereiten, dadurch, dass unsere Mitmenschen es nun ein wenig leichter haben, ob sie das bewusst wahrnehmen oder nicht. Nach den Gesetzmäßigkeiten der Widerspiegelung ziehen wir durch solch absichtsloses, freigiebiges Geben Positives in unser Leben. Es widerfährt uns ebenfalls, wodurch unsere Freude und positiven Gefühle noch gesteigert werden. Und wir wissen: Positive Gefühle tragen zu unserem Gleichgewicht und unserer Gesundheit bei. Daher ist es auch wichtig, keine Gegenleistung zu erwarten, denn eine potenzielle Enttäuschung ist ein negatives Gefühl und somit kontraproduktiv. Außerdem widerspräche die Erwartung einer Gegenleistung der Idee des absichtslosen Tuns.

Übung: Warum nicht?

Wenn der Gedanke kommt, man könne einem anderen etwas Gutes tun oder man sich in solch einer Situation befindet, wird man feststellen, dass sich der Verstand einschaltet mit der Frage, warum man dies Tun solle. Hier sollte man sich nun ganz bewusst die Frage stellen, warum man es denn nicht tun solle. Sehr häufig finden wir keinen haltbaren Grund, der dagegen spricht. Durch diesen kleinen Trick können wir unsere Gewohnheiten ändern und kommen uns selbst besser auf die Schliche.

7. Kurzübungen zum Einbauen in den Alltag

Kurze Heilimpulse für den Alltag

Abschließend noch ein paar Tipps, was man tun kann, um sich kontinuierlich und bewusst als vielschichtiges, schwingendes Wesen wahrzunehmen:

 Schwung

Öfter einmal bewusst beschwingende Musik hören und je nach Laune laut mitsingen und dabei spüren, wie die eigene Stimme den gesamten Körper durchdringt.

 Bunt?

Sich am Morgen bewusst Kleidung in den Farben auswählen, zu denen man sich spontan hingezogen fühlt. Wer aus dem grau und schwarz seines Alltags heraus möchte, der kann dies auf einfache Weise mit der entsprechenden Kleidung tun.

 Zweieratmung

Bei den leisesten Anzeichen von Verspannung oder Nervosität gewöhnen wir uns an, zweimal hintereinander ganz tief durch die Nase einzuatmen und durch den Mund wie ein Stoßseufzer auszuatmen. Mit dem Ausatmen geben wir all unsere Anspannung, all unsere negativen Gedanken ganz bewusst nach außen ab. Dadurch, dass wir nun bewusst Ein- und Ausatmen, unterbrechen wir auf ganz natürliche Weise auch unsere Verhaltensmuster und spulen nicht automatisch das ab, was wir sonst in diesen Situationen immer getan haben.

JA!

Sagen wir öfter bewusst „JA" zum Leben. Wenn wir alleine zuhause sind oder im Wald oder an einem Ort, an dem wir uns frei und unbeobachtet fühlen, gönnen wir uns einen „JAAAAAAAAAA"-Schrei, voller Lebenslust und Lebensfreude. Wir WOLLEN leben. Das heißt auch, „JA" zur Bewegung und „JA" zur Veränderung, da wir selbst als vielschichtiges Schwingungswesen aus Bewegung bestehen.

8. Verwendete Literatur und weiterführende Quellen

Dieses Arbeitsbuch ist bewusst kompakt gehalten, damit man schnell und zielsicher einen Überblick über die einzelnen Pfade auf den Wegen zur Selbstheilung gewinnt.

Wer gerne tiefer in dieses Thema eintauchen möchte, kann das zum einen mit dem Buch von Kathrin Köster, "Inner Leadership - selbstbewusst und authentisch führen", 2021 im Springer-Verlag erschienen, tun.

Zum anderen sind im Folgenden die wichtigsten Quellen, die wir ins Arbeitsbuch haben einfließen lassen, annotiert aufgeführt, damit man sich konkret auf ausgewählte Themenfelder konzentrieren kann.

Bücher

- Blake, Andrew (2011): Quantum Consciousness Transformation QCT2, Unser volles Potenzial leben mit Quantenheilung durch Bewusstseinstransformation, Emmendingen: Hans-Nietsch-Verlag [Dieses Buch gibt konkrete Anleitungen zur Quantenheilung, der die eigenen Selbstheilungskräfte entwickelt und sowohl für körperliche als auch seelische Probleme verwendet werden kann, jedoch regelmäßiges Üben erfordert.]
- Bode, Sabine (2009): Kriegsenkel. Die Erben der vergessenen Generationen. Stuttgart: Klett Cotta. [In Erfahrungsberichten werden Verhaltensmuster und Glaubenssätze dargestellt, die die Babyboomer und Generation X indirekt über ihre Eltern als „Kriegsgeschädigte Kinder" mitbekamen und die noch im Unterbewusstsein verwurzelt sind.]
- Brennan, Barbara Ann (1994): Licht-Heilung: Der Prozess der Genesung auf allen Ebenen von Körper, Gefühl und Geist. Arkana [Beschreibt sehr gut die Bedeutung von Licht, Liebe, dem feinstofflichen und physischen Körper und wie mit Licht und positivem Gefühl Heilung bewirkt werden kann.]

- Dahlke, Rüdiger (2011): Peace Food: Wie der Verzicht auf Fleisch und Milch Körper und Seele heilt. Gräfe und Unzer [Mit Rezepten für vegane Gerichte]

- Dethlefsen, Thorwald und Rüdiger Dahlke (1990): The Healing Power of Illness. The Meaning of Symptoms and How to Interpret Them. Londmead: Element Books [Originalausgabe in deutsch (1983); guter Überblick über Zusammenspiel von Bewusstsein und physischem Körper. Darlegung von möglichen Krankheitsursachen im emotionalen Bereich für die bedeutendsten Krankheitsfelder, wie Asthma, Hautkrankheiten, Kopfschmerzen, Verdauung.]

- Dispenza, Joe (2012): Breaking the Habit of Being Yourself. How to Lose Your Mind and Create a New One. London et al.: Hay House [Dieses Buch beschreibt in einfachen Worten den Prozess, die Glaubens- und Denkmuster zu verändern und somit seine eigene Realität und damit sein Leben zu gestalten. Es enthält konkrete Anleitungen. Joe Dispenza hat außerdem verschiedene DVDs zu dieser Thematik, auch in deutscher Sprache, veröffentlicht.]

- Jensen, Derrick (2004): A Language other than words. Chelsey Green. [Ausführungen über die materielle Orientierung der westlichen Welt; Plädoyer für Vertrauen auf eigene Gefühle und Erfahrungen]

- Kelly, Robin (2011): The Human Hologram – Living Your Life in Harmony with the Unified Field, Energy Psychology Press [Von einem langjährig praktizierendem Arzt geschrieben, der sich der ganzheitlichen Ursachenforschung von Krebs verschrieben hat.]

- Mohan, A.G. (2004): Yoga-Therapie. Gesund und leistungsfähig durch Yoga und Ayurveda. Via Nova Verlag. [Dieses Buch gibt eine gut lesbare und umsetzbare Anleitung, wie man gezielt mit bewusster Ernährung nach ayurvedischen Prinzipien und Yoga-Übungen ein Leben führen kann, das zu mehr Ausgeglichenheit und Zufriedenheit führt. Zu den genau dargestellten Übungen enthält es eine CD.]

- Reid, Daniel (1989): The Tao of Health, Sex and Longevity. A modern, practical approach to the ancient Way. London et al.: Simon & Schuster [Dieses Buch gibt einen guten Überblick über die konkrete Anwendung daoistischer Philosophien zur Erhaltung der körperlichen Gesundheit, enthält auch Ernährungshinweise und Entspannungs-Übungen.]

Internet

- www.naturscheck.de [Webseite einer vierteljährlich erscheinenden Zeitschrift mit geographischem Fokus auf der Region Nordwürttemberg, die sich mit Themen der „neuen Zeit" wie Bewusstsein, ganzheitliche Gesundheit, Umweltschutz, alternative Bildung etc. beschäftigt]
- http://www.zentrum-der-gesundheit.de/zirbeldruese-ia.html [Umfangreiche, verlässliche Ausführungen zur Funktionsweise und Wirkung der Zirbeldrüse / Epiphyse. Auf der Homepage des Gesundheitszentrums finden sich weitere wertvolle Hinweise, beispielsweise zu Ernährung und dem Alterungsprozess.]
- http://www.dasheilgeheimnis.de/geheimnis-quantenheilung [Neben Werbung für die eigenen Ansätze und Bücher gibt diese Webseite einen recht kompakten Überblick zur Wirkungsweise von Quantenheilung]
- http://en.wikipedia.org/wiki/Meditation [Gibt einen ausführlichen Überblick über die Historie von Meditation, über Meditationspraktiken in den verschiedenen Weltreligionen, und über die Auswirkungen von Meditation, beispielsweise auf unsere Gesundheit.]
- http://orgone.org/ Internetseite der Orgon-Reserach Gesellschaft, basierend auf Wilhelm Reichs Studien, dessen Bücher von der US-amerikanischen FDA verbrannt wurden, und der aufgrund seiner bahnbrechenden Forschungen in einem amerikanischen Gefängnis starb.